ポケット 呼吸器外科ハンドブック

Pocket Handbook of Chest Surgery

編著
近藤 丘

著者
大貫 恭正
金子 公一
佐久間 勉
谷田 達男
佐藤 雅美
千田 雅之

南江堂

■編著

近藤　　丘　こんどう　たかし　　東北大学加齢医学研究所呼吸器外科学分野

■著者

大貫　恭正　おおぬき　たかまさ　東京女子医科大学呼吸器外科

金子　公一　かねこ　こういち　　埼玉医科大学国際医療センター呼吸器外科

佐久間 勉　さくま　つとむ　　　金沢医科大学呼吸器外科

谷田　達男　たにた　たつお　　　岩手医科大学呼吸器外科

佐藤　雅美　さとう　まさみ　　　鹿児島大学医学部呼吸器外科

千田　雅之　ちだ　まさゆき　　　獨協医科大学呼吸器外科

昨今，医療の高度化や専門分化が急速に進んでおり，医学生はもとより，メディカルスタッフや初期研修医にとっても，学習し習得すべき知識や技術が膨大な量になっている．このため，さまざまな領域における領域ごとのスタンダードをまとめあげたテキストブックにおいても，できるだけコンパクトで実践的なものであることが求められている．

　結核外科の時代は別として，この30年から40年かけて今の姿が築かれてきた現代の呼吸器外科という専門領域では，これまで数多くのテキストブックや手術書が発行されてきたが，それらはすべて書棚に置き机上で学ぶための書であり，さまざまな使用場面を想定したハンディな書は皆無であった．一方で，わが国の医学教育は，少しずつその姿を変えており，講義や教科書で知識を学ぶことよりも，実際の医療現場での実践的な学習に，より重きを置くようになってきている．これに伴って，テキストブックも机上での学習を想定したものよりも，より可搬性に優れたものが求められるようになってきているといえる．

　本書は，呼吸器外科テキストブックとしては従来なかった，学習や日常業務の現場など，どこにでも持参でき，必要な時にパラパラとめくって必要な情報を得ることができるような，初めてのポケットサイズのものを企画段階から目指したものである．

　ポケットサイズとはいえ，執筆者には東北大学呼吸器外科出身である，わが国有数の呼吸器外科教授陣という錚々たるメンバーを揃え，呼吸器外科の基本的な事項のすべてを網羅する，質量ともに充実したものとなっている．また，臨床医学を学ぶ学生や初期研修医，専門医を目指す医師の教材として用いることはもちろん，呼吸器外科の病棟や手術室で働く看護師やメディカルスタッフのための実用書としても使われることを想定し，一つひとつわかりやすく丁寧な記載につとめた内容とし，多職種の方に十分にお役に立つものに仕上がったと自負している．

　数多くの方のお手元に置いていただき，ぼろぼろになるまでご活用いただければ望外の喜びである．

2015年2月

近藤　丘

目　次

第Ⅰ章　診断学　　　　　　　　　　　　　　　金子　公一　　1

1. 診察法 …………………………………………………………… 2
2. 検査法 …………………………………………………………… 12

第Ⅱ章　機能評価　　　　　　　　　　　　　　大貫　恭正　　21

1. 肺手術時の機能評価 …………………………………………… 22
2. 米国胸部疾患学会（ACCP）ガイドライン ………………… 25

第Ⅲ章　治療学　　　　　　　　　　　　　　　　　　　　39

1. 胸腔ドレナージ ………………………………… 佐藤　雅美　40
2. 気管支鏡下手術 ………………………………… 佐藤　雅美　45
3. 術前管理 ………………………………………… 佐久間　勉　52
4. 特殊な麻酔管理 ………………………………… 千田　雅之　62
5. 手術法 …………………………………………………………… 66
   - 5-1. 開胸法 ……………………………………… 千田　雅之　66
   - 5-2. 胸腔鏡下手術 ……………………………… 佐藤　雅美　73
   - 5-3. 肺葉切除・区域切除・全摘除 …………… 近藤　　丘　83
   - 5-4. リンパ節郭清 ……………………………… 近藤　　丘　91
   - 5-5. 気管・気管支形成術 ……………………… 近藤　　丘　94
   - 5-6. 血管形成術 ………………………………… 千田　雅之　99
   - 5-7. 隣接臓器合併切除術 ……………………… 千田　雅之　107
6. 術後管理 ………………………………………… 佐久間　勉　111

第Ⅳ章　腫瘍性疾患　　　　　　　　　　　　　佐藤　雅美　123

1. 肺良性腫瘍 ……………………………………………………… 124
2. 肺悪性腫瘍 ……………………………………………………… 126
3. 悪性胸膜中皮腫 ………………………………………………… 141

v

- 4 縦隔腫瘍 …………………………………………………… 146
- 5 胸壁腫瘍，骨・軟部腫瘍 ……………………………… 153

第Ⅴ章　気腫性肺疾患　　　　　　　　　　大貫　恭正　157

- 1 気腫性肺疾患，囊胞性肺疾患の概念 ………………… 158
- 2 気　胸 …………………………………………………… 166
- 3 特殊な病態の気胸 ……………………………………… 174

第Ⅵ章　炎症性疾患　　　　　　　　　　　佐久間　勉　181

- 1 膿　胸 …………………………………………………… 183
- 2 肺アスペルギルス症 …………………………………… 190
- 3 肺結核 …………………………………………………… 195
- 4 非結核性抗酸菌症 ……………………………………… 203
- 5 肺放線菌症 ……………………………………………… 205
- 6 肺寄生虫症 ……………………………………………… 206
- 7 感染性肺囊胞 …………………………………………… 208
- 8 縦隔炎・縦隔膿瘍 ……………………………………… 210

第Ⅶ章　肺血管疾患　　　　　　　　　　　谷田　達男　213

- 1 肺動静脈瘻 ……………………………………………… 214
- 2 肺底（区）動脈下行大動脈起始症 …………………… 218
- 3 一側肺動脈欠損症 ……………………………………… 221
- 4 Swyer-James 症候群 …………………………………… 223

第Ⅷ章　小児先天性疾患　　　　　　　　　谷田　達男　225

- 1 先天性肺気道奇形 ……………………………………… 226
- 2 先天性気管支閉鎖症 …………………………………… 229
- 3 肺分画症 ………………………………………………… 231
- 4 先天性気管狭窄症 ……………………………………… 235

第Ⅸ章　胸部外傷　　　　　　　　　　　　　千田　雅之　241

1 総　論 …………………………………………… 242
2 各　論 …………………………………………… 248

第Ⅹ章　肺移植　　　　　　　　　　　　　　近藤　丘　255

A. 肺移植の歴史 256／B. 世界の現状 257／C. 国内の現状 259／
D. 今後の課題と展望 267

■ 索　引 ……………………………………………………… 270

謹告　著者ならびに出版社は，本書に記載されている内容について最新かつ正確であるよう最善の努力をしております．しかし，薬の情報および治療法などは医学の進歩や新しい知見により変わる可能性があります．薬の使用や治療に関しては，読者ご自身で十分に注意を払われることを要望致します．
　　　　　　　　　　　　　　　　　　　　　　　株式会社　南江堂

第 I 章

診断学

　呼吸器外科疾患は肺癌，気胸，縦隔腫瘍などが多くを占めている．診断にはこれ以外の稀少疾患の知識も重要であるが，まずは主要疾患の診断学を正しく理解することにより稀少疾患の鑑別診断が可能になる．近年では患者の高齢化に伴って，基礎疾患によって病態が修飾されたり，周術期管理に特段の配慮が求められる症例も少なくない．診断に際しては，呼吸器系だけでなく患者の全体像を常に把握しておかなければならない．

I 診断学

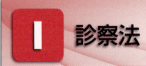
診察法

　診察は診断，治療を行うために患者に直接接して情報を得る医療行為であるが，患者との信頼関係を築くことができなければ正確な情報は得られない．

A. 医療面接

　挨拶に始まり初対面の患者との間に短時間で良好な信頼関係を得るには，患者の立場を思いやる姿勢，真摯な態度が必要である．患者は病苦を抱えているうえに，初対面の医師の前では緊張と不安により日常とは異なる状態であることに留意しなければならない．とくに呼吸困難や咳嗽などの呼吸器系の症状がある場合は会話が十分に行えないこともあり，患者の状況を十分に配慮した対応が必要である．

　問診という医療者側からの一方的な情報聴取ではなく，患者と対等な関係で良好な信頼関係のもとにさまざまな情報を得ていく医療面接のコミュニケーション技術を習得しなければならない．医療面接では丁寧語，尊敬語などを適切に使用し，時には共感，自己開示（打ち明け話）などを交え，信頼関係を築いたうえで情報を収集する．

1 主　訴

　患者の訴える苦痛，身体的な不都合など，医療機関を受診する理由となった症状についての情報である．主訴は1つとは限らないし，他人に話しにくい事柄がある場合は真に困っていることに触れずにさまざまな訴えをすることもある．

2 現病歴

主訴にあたる症状がいつ，どのように発症して，どのような経過をとってきたのかについての情報である．症状の増悪，軽減や随伴する症状などについての情報のほか，過去に同様の症状を経験したことがあるか，他の医療機関を受診したかなどの情報も必要である．

3 既往歴

出生時から現在までの患者の病歴や健康状態についての情報である．手術の既往のある場合は手術の時期，その疾患名，術式などが必要であるが，手術の詳細については手術を施行した医療機関に直接問い合わせて情報を得ることも少なくない．アレルギーや輸血歴も重要である．胸部以外での悪性疾患の既往なども重要であるが，患者が呼吸器疾患と関係がないと判断して情報提供しない場合も多い．高齢者では若年時の結核の既往やその治療歴なども聞き逃さぬよう注意する．

4 家族歴

患者家族や近親者，同居者などの健康状態についての情報である．遺伝性疾患や感染症などで関連性を考慮しなければならない．

5 社会歴（生活歴，喫煙歴，職業歴）

患者の社会的状況についての情報である．生活環境や職業の経歴，趣味や趣向，海外渡航歴なども確認する．粉塵曝露や喫煙についての情報も重要である．喫煙歴は開始年齢のほか配偶者，家族や職場での喫煙状況も受動喫煙としてチェックする．胸水貯留や胸膜肥厚例では石綿曝露歴を詳細に聴取する必要がある．社会歴ではとくにプライバシーにかかわる情報が多いので，患者との信頼関係が損なわれないよう十分な配慮のもとに情報を得なければならない．喫煙に関しては，吸ってはいないがふかす程度とか，日に2〜3本程度なので，など不正確な情報になりやすい．未成年者の場合は，家族が同席していると正しい情報を得にくい場合があることを考慮する．

B. 診療録

　診療録は問題志向型システム（problem oriented system：POS）方式が推奨される．これは患者を全人的に捉え，生活の質（quality of life：QOL）を重視したケアのもとに，得られた情報から問題リストを作成して検査，診断，治療の計画を立てるもので，整理された診療録記載は第三者がみても容易に理解でき，情報共有の点からも有用である．
　POS方式による診療録記載は以下の4項目から構成される．
- S（subjective）：患者からの主観的情報．すなわち主訴や自覚症状などの情報．
- O（objective）：医師，看護師など医療者からの客観的情報．すなわち身体所見，検査所見などの情報．
- A（assessment）：SとOに基づき，医師，看護師などによる評価，診断と考案．
- P（plan）：検査，治療や患者教育などについての計画．

　医療面接においてカルテ記載は客観性のある記載が重要であり，S項目では患者の訴えをそのままに記載するよう心がける．少ない情報から1つの疾患を想定して記載したり，患者に訴えを誘導するような問いかけをしたりすることのないよう注意する．

C. インフォームド・コンセント（informed consent）

　検査，投薬，治療などの医療行為に際して患者側がその内容についての説明を受けて十分に理解したうえで，患者の自由意思により選択，決定することで「説明と同意」ともいわれる．説明は医療行為の内容だけでなく，予想される結果や副作用，代替え可能なその他の検査，治療などについても十分に説明し理解を得なければならない．患者がすべてを理解することは困難なことも多く，時間の制約もあり，図などを用いた簡潔でわかりやすい説明を心がけるが，なにより患者との信頼関係の構築が重要である．
　呼吸器外科領域では手術，気管支鏡検査，生検，化学療法のほか，臨床研究などに際してもインフォームド・コンセントは必須である．説明

内容と患者側の同意書（承諾書）は必ず書面で残して診療録に添付しなければならない．

D. 臨床症状（主訴）

呼吸器外科領域での初発症状は咳嗽，呼吸困難（息切れ），喀痰（血痰），胸痛などが主な症状であるが，検診や他疾患の治療中に胸部異常陰影を指摘され無症状で受診する患者も多い．

1 咳　嗽

発症から3週間未満を急性咳嗽，3週間以上8週間未満を遷延性咳嗽，8週間以上を慢性咳嗽と分類する．急性咳嗽の原因は感染症が多いが，遷延性，慢性と期間が長くなるに伴って感染症以外の疾患が増えてくる．

3週間以上の乾性咳嗽では咳喘息，アトピー喘息など，湿性咳嗽では気管支拡張症，副鼻腔気管支症候群などの内科疾患が多い．肺癌，肺炎，間質性肺炎などの器質的疾患の可能性もあるが，これらは胸部X線像で陰影を呈する場合が多いので鑑別される．

気管腫瘍では遷延する咳嗽により喘息の診断で治療されていることもあるので注意を要する．急速な胸水貯留や気胸発症などでも咳嗽を呈する場合がある．甲状腺癌や食道癌が気管，気管支に浸潤した場合や心不全などでも咳嗽を呈することがある．

2 呼吸困難

呼吸運動に伴う不快感や苦痛の自覚を呼吸困難と呼ぶ．労作時に自覚する場合は「息切れ」と称することもある．呼吸困難の程度は本邦ではFletcher・Hugh-Jones分類[1]を用いることが多いが，国際的には英国のMedical Research Council（MRC）による息切れスケールを用いることが多い．MRCスケールは内容についての解釈に混乱があり，現時点では修正MRCスケール（modified MRC scale）[2,3]を用いることが推奨されている（表1）．

表1 呼吸困難の分類

a. Fletcher・Hugh-Jones の分類	
Ⅰ度	健常者と同様に階段昇降ができる.
Ⅱ度	平地歩行は健常者と同様だが，階段昇降は健常者並みにはできない.
Ⅲ度	平地歩行は健常者のようにはできないが，自分のペースで1マイル（1.6 km）歩行できる.
Ⅳ度	休みながらでないと50ヤード（46 m）の歩行ができない.
Ⅴ度	会話，着物の着脱で息切れを自覚する．外出できない.

b. 修正MRC呼吸困難スケール（5段階分類）	
0	激しい運動をした時だけ息切れがある.
1	平地を早足で歩く時，または緩やかな上り坂を歩く時に息切れがある.
2	息切れのため同年代の人より平地を歩くのが遅い．または自分のペースで平地を歩いていても息切れのために立ち止まることがある.
3	平地を約100 m（100ヤード=91.4 m）歩くと，または数分間歩くと息切れのために立ち止まる.
4	息切れがひどくて外出ができない，または衣服の着脱でも息切れがある.

呼吸困難は自覚的な症状であり，必ずしも低酸素血症を伴うわけではないので，パルスオキシメーターなどで酸素飽和度を知る必要がある．急性，慢性，突発性，発作性，間欠性などの発症形式がみられるので，呼吸困難以外の症状や身体所見を合わせて原因を探っていくことになる．

3 喀痰（血痰）

気道分泌液は健常成人では1日約100 mL分泌され，線毛運動によって咽頭に向かって運ばれ無意識のうちに嚥下されている．喀痰はこの気道分泌液を主体として塵や細菌とともに体外に喀出されたものである．末梢気道の剝離した細胞なども含まれ，多くの情報がある．喀痰の量が1日100 mLを超えるような大量の場合は，気管支拡張症，肺膿瘍のほか手術後の気管支瘻などが考えられる．粘液成分は白色であり，黄色，

緑色の喀痰は膿性で感染症を伴う．嫌気性感染では腐敗臭があり，緑膿菌感染でも特徴ある臭気を呈する．粘液性では粘りがあるが水腫様ではさらさらとした性状でしばしば泡沫様である．喀痰検査は患者への侵襲なく体内からの情報が得られ，細菌検査（一般細菌，抗酸菌），細胞検査は重要である．

喀痰に血液の付着する場合を血痰，血液成分が主体に喀出される場合を喀血と呼ぶが，境界領域では厳密な区別はなされていない．喀血は鮮紅色であるのに対して消化管からの吐血は胃液に接するために暗赤色となる．ただし食道静脈瘤破裂による出血は胃液に接触しないため鮮紅色になる．

血痰をきたすのは気管支拡張症，肺結核，肺炎などが多いが，肺癌，肺アスペルギルス症，肺動静脈瘻なども鑑別診断となる．

4 胸　痛

肺実質や気管支には知覚神経は分布していないため，肺そのものから痛みを生ずることはない．胸膜，縦隔組織，横隔膜，胸壁などに病変が及ぶことによって疼痛が生ずることになる．

心筋梗塞，解離性大動脈瘤などの心大血管疾患との鑑別が重要である．特発性食道破裂，胆石症，急性膵炎，消化性潰瘍などの消化器疾患で胸痛を呈することもある．

肺血栓塞栓症は急激な血管の閉塞による血管痛で心筋梗塞との鑑別が重要になる．自然気胸では肺の虚脱により胸膜が刺激されて起こる胸痛で呼吸困難を伴う．縦隔気腫を生じた場合も胸骨下に疼痛をきたす．胸膜炎では胸膜の刺激による疼痛が吸気や咳嗽によって増強し発熱を伴うことが多い．癌の胸壁浸潤や肋骨転移，Pancoast腫瘍による腕神経叢への直接浸潤による患側肩から上肢への激痛など，悪性疾患による疼痛も鑑別が重要である．

肋間神経痛，帯状疱疹，肋骨骨折なども胸痛が主訴となる場合がしばしばみられるので注意を要する．

5 胸部異常陰影

健康診断，がん検診や他疾患治療中の胸部単純X線像で異常陰影を

指摘され，無症状で受診する多くの症例がある．間接撮影，直接撮影の違いや撮影条件の違いによって異常陰影と判断される場合もあるが，胸部 CT 検査により詳細な情報が得られる．胸部 CT 検査では胸部単純 X 線像で指摘された異常とは別の部位に所見がみられる場合も少なくないので十分な注意が必要である．胸部単純 X 線像の読影では正常構造の理解が重要である．

E. 身体所見

高精度の検査機器や詳細な血液検査項目などにより，身体所見が軽視される傾向にあるが，初診時の医療面接による情報と身体所見の把握によって，より的確に必要な検査と診断への道筋が開かれるものであり，患者の訴えを聞いてただちに検査をオーダーするのは間違いのもとである．

1 視　診

胸郭の形態では肺気腫などによる肋間の開大や無気肺，肺線維症などによる狭小化がみられる．漏斗胸，鳩胸などは容易に認識できる．呼吸状態の確認では呼吸の深さや規則性なども注意して観察する．健康な成人の呼吸数は 12〜20 回/分である．

顔面では眼瞼下垂や口唇のチアノーゼのほか，顔面の浮腫や会話時には嗄声の有無も確認する．胸腺腫に伴う重症筋無力症での眼瞼下垂は両側にみられるが，Pancoast 腫瘍による Horner 症候群では患側のみの眼瞼下垂である．

頸部では慢性閉塞性肺疾患（chronic obstructive pulmonary disease：COPD）などでみられる鎖骨上窩の陥没呼吸や外頸静脈の怒張などに注意する．このほか低酸素状態が長期間持続している場合には，ばち指（図 1）がみられる．

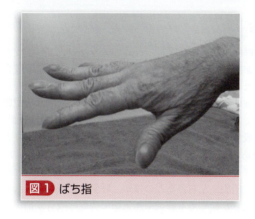

図1 ばち指

2 触　診

　胸部疾患では頸部，鎖骨上窩のリンパ節腫大の有無を触診により確認することは重要である．

　発声による声の響きが肺を介して胸壁に伝わる振動を触知するのが音声振盪である．検者は手掌の尺側を左右の胸壁に軽くあて，患者に「ひとーつ，ひとーつ」と低い声で発生してもらい，手に伝わる振動の左右差を感じ取る．肺炎などで振動を伝達する肺胞内の空気が液体に置き換わると振動は増強し，胸水貯留や気胸，肺気腫では振動は減弱する．

　皮下気腫がある場合は，触診によって握雪感や捻髪音が感じ取れる．

3 打　診

　患者を坐位として利き手でない手指（第3指）を胸壁に密着させ，利き手の第3指で密着させた手指の指節間関節付近を叩く．叩く指は直角に曲げて手首のスナップを利かせて良い音が出るように叩く．

　正常な肺を打診すると肺胞の共鳴音として清音が得られるのに対して，気胸や肺気腫では鼓音を呈し，肺炎，胸水貯留，無気肺などでは濁音になる．胸腔内に異常のない場合には打診により肺肝境界の位置がわかるので，横隔膜の高さが確認できる．

4 聴 診

正常の呼吸音は肺胞呼吸音（vesicular sound）で気管支を通過する空気の流れが肺胞を介して聴取されるものである．肺胞呼吸音は肺野末梢で聴取されるが，肺門部ではやや高音で強い気管支呼吸音，頸部気管ではさらに強く高調な気管呼吸音が聴取される．病的状態で聴取されるのが副雑音である（表2）．副雑音にはさまざまな種類が分類されている．呼気性か吸気性か，連続性か断続性か，高音か低音か，などを聞き分ける必要がある．間質性肺炎の fine crackles，気管支喘息の wheeze，気道狭窄に伴う rhonchus などを理解する必要がある．正常の肺胞呼吸音でも減弱や消失，左右差などのほか，呼気の延長などにも注意する．副雑音が聴取されなくても肺炎や無気肺で肺胞呼吸音が消失すると気管支

表2 副雑音

ラ音	連続性	wheeze [笛(声)音]	高音性（400 Hz 以上），「ピーピー」，呼気に優位．細い気管支の狭窄【気管支喘息】
		rhonchus [いびき(鼾)音]	低音性（200 Hz 以下），「グーグー」，吸気呼気ともに聴取．太い気管支の狭窄【気管支喘息，気管支拡張症】
		stridor	吸気で通常聴取される気道狭窄音で，音の高さは一定でない．肺胞由来の呼吸音ではない．胸郭外の太い気管支の狭窄．
		squawk	吸気時のみの短い連続音，「キュー」「クゥー」，持続時間 100 msec 以下．高粘調度の痰分のある細気管支が吸気時に再開放され壁が共振する．【気管支拡張症】
	断続性	fine crackle（捻髪音）	高調音，「パリパリ」，吸気終末優位．呼気で閉塞した末梢気道が吸気終末に急速に解放されて発生する．ベルクロ（Velcro）音ともいわれる．【間質性肺炎】（背側，下肺野に優位）
		coarse crakle（水泡音）	低調音，「ボコボコ」，吸気初期優位．気道を閉塞している分泌物が吸気により破裂して発生する．【肺水腫，肺炎，気管支拡張症】
その他		pleural friction rub（胸膜摩擦音）	軋み音，「ギューギュー」，一定した特徴なし．胸膜炎病変で呼気，吸気ともに聴取．
		Hamman's sign	心収縮中期（心音 I 音と II 音の間）のクリック音．【縦隔気腫，左側気胸】

呼吸音が聴取される結果，呼吸音が強く，高調に聴取されることもある．

聴診に際しては，呼吸音だけでなく心音も必ず聞くようにする．

■文　献
1) Fletcher CM：The clinical diagnosis of pulmonary emphysema; an experimental study. Proc R Soc Med **45**：577-584, 1952
2) Global Strategy for Diagnosis, Management and Prevention of Chronic Obstructive Lung Disease（COPD）; Modified MRC（mMRC）Questionnaire．Global Initiative for Chronic Obstructive Lung Disease（GOLD）：Teaching Slide Set January 2014. Available at www.goldcopd.org/other-resources-gold-teaching-slide-set.html
3) 日本呼吸器学会 COPD ガイドライン第 4 版作成委員会：COPD 診断と治療のためのガイドライン 第 4 版，pp33-36，日本呼吸器学会，東京，2013

| 診断学

2 検査法

A. 気管支鏡検査

　気管支鏡は気道内腔の観察と生検，気管支肺胞洗浄などによる呼吸器疾患の診断に重要であるが，レーザー治療，高周波治療，気道ステント留置，気管支充填術，異物除去などの治療にも用いられており，気管支鏡についての理解は必須である．ここでは気管支鏡検査について述べる．気管支鏡検査は本邦では十分な鎮静のもとに局所麻酔で施行されるが，術中の低酸素血症や不整脈などの呼吸循環器合併症や生検時の出血などの重大なリスクを伴う侵襲の高い検査で死亡例の報告もあり，十分な安全対策をとる必要がある．

1 気管支鏡検査の体制

　末梢の病巣に対する生検ではX線透視装置が必要であるが，検査は複数名の医師で行うことが望ましく，気管支鏡施行医を含めて少なくとも3名の体制で行うことが求められている．気管支鏡検査に精通した看護師，技師などの医療スタッフと協力して行うようにする．検査中は心電図，血圧，経皮的動脈血酸素飽和度などのモニターによる管理を行い，検査の際に必要な酸素や吸引装置のほかに緊急時のための救急カートの準備も必須である．

2 気管支鏡検査の適応

　気管支鏡検査は侵襲の高い検査であるが，呼吸器疾患の検査として絶対禁忌はない．全身状態不良な場合や心筋梗塞，狭心症，大動脈瘤，肺炎，低酸素血症，出血傾向などの状態での検査では最大限の注意と不必要な検査手技を避けることはいうまでもない．認知症などで検査への協

力が得られない場合も気管支鏡検査は困難である．

　気管支喘息に対しては検査による気管支痙攣を抑えるために検査前の気管支拡張薬やステロイド投与が推奨されている．大量喀血時の気管支鏡検査は気道閉塞を招くとの考えもあるが，速やかに出血部位と原因を確認するための気管支鏡検査は有用と思われ，必ずしも禁忌とはいえない．

3 検査前準備

　患者の基礎疾患や既往歴についての詳細な情報が必要である．気管支喘息，COPD の有無，狭心症，不整脈，脳血管疾患の既往と抗凝固薬の服用についても必ず情報を得るようにする．肝疾患や血液疾患で血液凝固系に異常をきたしていることもあるので注意する．抗凝固薬は検査前にあらかじめ休薬し，heparin に置換して検査を行う．検査による出血のリスクと抗凝固薬の休薬による血栓症発症のリスクを考慮した管理を行わなければならない．

　気管支鏡検査は患者に負担をかけると同時に協力も必要なので，検査の目的や手順などについて丁寧に説明して納得してもらい，書面にて同意書を取得しなければならない．検査前には血液・生化学検査，凝固系，炎症反応などを確認し，心電図，血液ガス所見，感染症検査も必要である．肺機能検査所見もあれば参考になる．

　嘔吐を避けるために検査前 4〜5 時間を絶食とする．気道分泌の抑制や気管支収縮の予防のために atropine を前投薬として用いることが多いが，臨床試験の結果から有効性は証明されなかった．欧米では atropine を投与することは少なく，わが国でも近年減少している．

4 検査中の注意点

　検査中のモニタリングは心電図，血圧，酸素飽和度（SpO_2）が必要で，適宜酸素投与を行い低酸素状態にならないように注意する．ただし，検査前に高炭酸ガス血症を呈している場合には酸素投与は慎重に行わなければならない．あらかじめ静脈路を確保しておくことが望ましく，静脈麻酔を併用する場合には必須である．ショックや lidocaine 中毒などの緊急事態に即座に対応できるよう，救急カートは検査室内に用

| 診断学

意する.

　X線透視を使用する場合は被曝量を考慮して，必要最小限の透視範囲，透視時間となるよう心がけ，漫然と透視を継続しないよう注意する．被曝は被験者だけでなく検査者はじめ医療スタッフ全員の問題であるので十分な配慮が必要である．

5 検査後の注意点

　検査後は麻酔覚醒までは回復室などで十分な管理が必要である．静脈麻酔から覚醒しても咽頭麻酔が遷延した状態で経口摂取すると誤嚥をきたすので十分注意する．生検を行った場合には検査後の出血，気胸などの合併症がないことを確認する．とくに検査後には胸部X線像による確認が推奨される．

　生検で採取した検体や，使用した機器に破損がないかなどの確認も行う．

6 合併症

　気管支鏡検査による合併症は出血，気胸，検査後感染，呼吸不全，気管支喘息などのほか，心血管障害，lidocaine中毒などで，0.5〜2.0%程度に発症するとされる．

　気道出血は鉗子生検の際に最も多く，中枢であれば可視下に圧迫，ボスミン生理食塩水散布，焼灼などで対応するが，末梢からの出血では出血源の気管支にファイバースコープを楔入させて止血を図る．トロンビン注入も考慮する．血管性病変を誤って生検した場合などでは健常側気管支への片側挿管で気道を確保し，気管支動脈塞栓術（bronchial artery embolization：BAE）や外科手術の準備が必要になることもある．

　気胸は末梢病変に対する生検鉗子による臓側胸膜の損傷や，検査による気道内圧の上昇による末梢肺のブラ破裂により起こる場合が考えられる．軽度の気胸が多いが経時的に虚脱が進む場合もあるので胸部X線像による確認が重要である．気胸の程度に応じて胸腔穿刺による脱気や胸腔ドレーンの挿入が必要になる．気管支鏡検査後は胸部X線像で気胸のないことを確認しなければならない．また気胸の発生リスクがあるので，末梢肺病変の鉗子生検を両側で行うことは避けるべきである．

検査後の発熱，肺炎については口腔～上気道の常在菌が操作によって無菌の末梢気道に散布されて感染が起こると考えられている．一般的に抗菌薬の予防的投与は必要ないが，全身状態不良，免疫不全，気道閉塞などリスクのある場合には検査前の抗菌薬予防投与が推奨されている．

Lidocaine 中毒は痙攣，意識障害，血圧低下などショック症状を呈するもので，lidocaine 多量投与によるものであるが，少量でも lidocaine 過敏症により同様のショックをきたす場合があり注意を要する．気管支鏡検査において局所麻酔での lidocaine 使用量は（lidocaine hydrochloride として）200 mg 以下とされており，4％溶液で 5 mL，2％溶液で 10 mL と少なく，lidocaine の使用量は常に意識しなければならない．また lidocaine は肝で代謝されるので肝機能障害，うっ血性心不全，高齢者や体格の小さい場合には少量であっても注意する．

最近の全国調査では約 10 万例の診断的気管支鏡検査において 4 例（0.004％）の死亡例が報告されている．死亡例は肺炎・肺化膿症，空気塞栓による脳梗塞，大動脈解離，間質性肺炎急性増悪などによるものであった[1]．

7 気管支鏡検査の実際

a）内腔観察

気管支鏡検査ではいずれの場合も声門から可視可能な亜区域気管支までの気道内腔の観察を行い，適宜写真撮影して記録を残すようにする．観察にあたっては左右気管支の分岐形態と命名，気管支の壁構造についての理解が必要である．正常な気管支鏡所見では上皮層は透明，滑沢で上皮下層－筋層は弾性線維束による白色の縦走襞と平滑筋による輪状襞が観察される．筋外－軟骨層による軟骨輪の凹凸のほかに，上皮下層の血管網や炭粉沈着も観察される．気管支鏡検査ではこれらの既存構造の正常所見の変化に着目して観察を進めて異常所見を発見する．

最近では自家蛍光気管支鏡（auto-fluorescence bronchoscopy：AFB）や狭帯域光画像（narrow band imaging：NBI）が開発され，粘膜表面の病巣や粘膜下血管の詳細な観察が可能になっている．AFB は青色領域の波長光で気管支上皮を励起すると上皮下層で自家蛍光が発生するが，腫瘍組織では減弱することを画像化して腫瘍病変を容易に認識できる装置である．AFB は通常の白色光から簡単な操作で容易に切り替え

可能で白色光と蛍光が同時に比較観察できるため診断能が大きく進歩している．NBI 装置は波長 415 nm と 540 nm を照射できる NBI フィルターを通して狭帯域の光を照射して観察することにより，粘膜表層の血管は茶系色，その下層の血管は青系色で観察されるため，異常血管の網状や点状の増生を観察して微小な病変の認識が可能になった．

b）経気管支擦過細胞診（図 2）

末梢病変に対して透視下に気管支鏡先端からキュレット鉗子やブラシを到達させて病巣を擦過し細胞成分を採取する方法で，末梢病変の診断に多く用いられる．キュレット鉗子は先端が折れ曲がって弯曲するため先端の曲がらない生検鉗子より末梢病変への到達が容易になる．

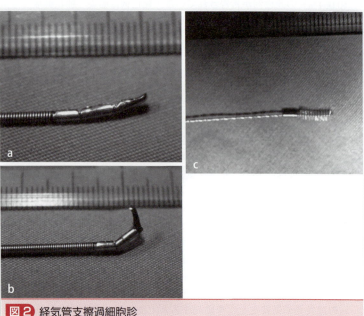

図2 経気管支擦過細胞診
a, b：キュレット鉗子．直の状態（a）で気管支鏡に挿入し，末梢で弯曲（b）をかける．c：気管支ブラシ．

c) 経気管支洗浄細胞診

　気管支鏡観察下に目的とする気管支に 20〜30 mL の生理食塩水を注入してから回収する方法である．腫瘍性病変だけでなく感染症，病原微生物の検出にも用いられる．とくに経気管支擦過細胞診の後で行うことにより，目的とする検体回収の可能性が高くなり診断率の向上につながっている．

d) 気管支肺胞洗浄（bronchoalveolar lavage：BAL）

　間質性肺炎，サルコイドーシス，過敏性肺炎や感染症などのびまん性肺疾患に対して，中葉や舌区など目的の気管支に内視鏡を楔入させて温生食をゆっくり注入してから低圧で回収して検体とする．BAL は肺胞レベルの炎症細胞や病原微生物などを検出することができ，多くが呼吸器内科疾患に対して行われ，呼吸器外科領域で行われることは少ない．

e) 経気管支生検（transbronchial biopsy：TBB），経気管支肺生検（transbronchial lung biopsy：TBLB）

　末梢病変に対して生検鉗子を用いて組織を採取する方法で，特定の末梢病変に対して透視下に生検鉗子を到達させて採取する場合を経気管支生検（TBB），間質性肺炎やサルコイドーシスなどのびまん性病変に対して行う生検を経気管支肺生検（TBLB）と呼ぶ．TBB では病変の部位によっては到達することが困難な場合もある．いずれの場合も臓側胸膜近傍や肺囊胞に接した生検の場合は気胸の発生に注意を要する．

f) 経気管支吸引細胞診（transbronchial aspiration cytology：TBAC）

　気管，気管支壁内や壁に接するリンパ節や腫瘍などの病変に対して，気管支鏡先端から穿刺針を刺入して細胞成分をゆっくり吸引して検体とし細胞診を行う．腫瘍病変のほかに感染症の診断にも使われるが，リスクの高い検査であり，指導医のもとで行う必要がある．

g) 気管支腔内超音波断層法（endobronchial ultrasonography：EBUS）

　気管支腔内で使用可能な細径超音波プローブを気管支鏡を通して使用し，気管支壁内や壁外組織の超音波像をリアルタイムに観察できる装置である．EBUS 観察下に末梢病変や気管支壁外のリンパ節に対して穿刺針にて生検を行う方法を気管支超音波ガイド下経気管支針生検（endobronchial ultrasound guided transbronchial needle aspiration：EBUS-TBNA）と呼ぶ．EBUS-TBNA では病変やリンパ節と肺動脈などの脈管

| 診断学

の鑑別が可能で，穿刺針を確実に病巣に刺入させることと出血などのリスクを低下させることができる．

B. 局所麻酔下胸腔鏡検査法

　胸水貯留症例の胸腔内観察や胸膜生検，胸腔内癒着療法や急性膿胸のドレナージなどをより確実に直視下で行うために局所麻酔下に胸腔鏡を用いることがある．被験者は患側を上にした側臥位で十分な局所麻酔の下で刺入したトロカーから胸腔鏡にて操作を行う．全身麻酔のリスクを避けることができるが，自発呼吸であるため患側肺の虚脱は十分には得られず操作腔がわずかで通常の硬性の胸腔鏡と同等の視野確保は難しい．全胸腔の観察や十分な処置を行うことは困難であるが，従来の盲目的な胸膜生検や胸膜癒着術よりも直視下で的確な操作が可能であるため主に内科医によって施行されることが多い．局所麻酔下専用で先端フレキシブルの胸腔鏡とトロカーがあるが，気管支鏡での観察も可能である（図3）．

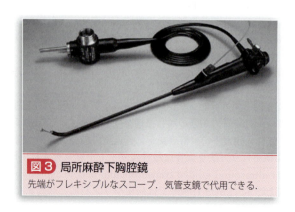

図3 局所麻酔下胸腔鏡
先端がフレキシブルなスコープ．気管支鏡で代用できる．

C. 経皮肺針生検

　末梢肺野の病変に対してX線透視またはCTガイド下に位置を確認して経皮的に生検針を刺入して検体を採取する方法である．大血管近傍や縦隔側の肺では直接刺入することが困難であり穿刺できる領域は限られる．穿刺針は18〜21Gが用いられるが，針が太ければ診断率は上がるが合併症の発症が増加する．

　合併症としては気胸や出血による血痰，喀血が検査後に多くの症例でみられる．また，稀ではあるが空気塞栓による脳梗塞や悪性腫瘍生検の場合に穿刺経路に沿った腫瘍細胞のimplantationが報告されており，最近ではこの検査は施行されることは少なくなっている．

D. 縦隔鏡検査

　縦隔鏡検査は縦隔内の観察と生検を目的に頸部を伸展した仰臥位，全身麻酔下に胸骨上窩から金属製の硬性縦隔鏡を気管前壁に沿って挿入して行う．気管周囲の縦隔リンパ節の生検に行われることが多い．高解像度のCT画像やPET検査の普及により，縦隔鏡検査は欧米にくらべて本邦ではあまり施行されないが，肺癌の縦隔リンパ節転移や化学療法後の治療効果判定のほか，結核によるリンパ節腫大，サルコイドーシス，悪性リンパ腫などの病理組織学的診断にも有用である．

　視野が狭いので出血により視野の確保が困難にならないよう吸引嘴管を有効に使用する．腕頭動静脈，上大静脈，右肺動脈，大動脈弓などのほか，反回神経，気管支動脈などの解剖学的な位置関係を理解して損傷しないよう十分な注意が必要である．

　なお，縦隔リンパ節の生検には，胸腔鏡により経胸腔的なアプローチも可能であり，生検部位によってどちらの方法にするか検討する必要がある．

E. 喀痰検査

1 喀痰細胞診

　肺癌の診断のために，主に早朝起床時の痰を3～5日間連続して採取し専用の固定液に入れて蓄痰する．1回の検査での陽性率は低いが複数回繰り返すことによって陽性率は上昇する．

　喀痰細胞診で陽性の場合に，末梢の小腫瘍病変では中枢にも腫瘍性病変がないか，また，中枢病変の場合は病変が複数ないのかなど，気管支鏡による詳細な観察が必要で確定診断には慎重な対応が求められる．

2 細菌学的検査

　採取した喀痰の塗沫検査と併行して培養検査も必ず行うようにする．口腔内常在菌の場合は下気道からの検出と判断することはできない．とくに真菌の場合 *Aspergillus* は口腔内に常在できないのに対して *Candida* は口腔内常在菌であるため診断の意義は少ない．抗酸菌が検出された場合には，ただちにPCR法などによって菌種を同定して結核菌と非結核性抗酸菌との鑑別をしなければならない．

■文　献
1) Asano F et al：Deaths and complications associated with respiratory endoscopy：a survey by the Japan Society for Respiratory Endoscopy in 2010. Respirology **17**：478-485, 2012

第 II 章
機能評価

肺手術時の機能評価

　肺手術時の機能評価については，①全身麻酔と，肺切除および種々の臓器の合併切除などに耐えるか，②肺切除をした後の長期の影響，つまり，切除後の肺機能での生存や生活の質などについて予測する，という2つの意味がある．しかし，さまざまな論文の根拠が，生活の質などよりも，術後生存率や有病率を根拠としている場合が多く[1,2]，このため①と②を明確に区別することはしていないし，できていないのが現状である．また，同程度の肺機能症例が手術方法等の進歩により，年代ごとに死亡率，合併症率が低下している[3]．開胸による肺葉切除では機能評価の数値が合併症や死亡率の有力な予測因子とされていたが，最近の胸腔鏡での肺葉切除ではその限りではない[4]という報告もあり，①については，当然のことながら執刀医の技術，手術に対する考え方などにより大きく変化し，また，今後も手術方法，術後管理の進歩により，変化していくだろうと思われる．②についても，胸腔鏡手術により，術後の一過性の肺機能の低下ばかりでなく，術後の胸壁との癒着が少なくなり長期の肺機能低下も少なくなった可能性があり，今後，外科手術に関係する組織工学[5]が進めば，術後の肺機能を向上させるという点についても進歩は期待できる．それゆえ，以下にまとめる肺手術時の機能評価，リスク評価については"現時点における考え方である"ということが前提になる．

A. 定性的評価の重要性

　機能評価はあくまでも定量的評価であるべきだが，手術リスクや合併する肺疾患の定性的評価をした後でないと結論がまったく変わることもある．したがって，定量的評価をする前に，患者の問題点の定性的評価をすべきである．

B. 手術リスクの定性的評価

1) 手術手技の難度，肺の摘出量：術者の技量とのかね合わせ，総合的な判断が重要である．
2) 術前の放射線療法や化学療法：治療前の定量的機能評価が治療により低下していることが多く，手術直前に再度手術リスクの定性的，定量的評価を実施するべきである．
3) 免疫抑制薬や生物学的製剤の投与：まだ経験が少なく，年齢，合併症などの個人の背景因子によって有害事象の発現リスクが変わることをふまえて慎重に判断する[6]．
4) 心，肝，腎，脳，精神，神経運動障害の有無：専門家の評価にゆだね，合同で手術適応の判断をし，周術期管理を協力して行うのがよい．
5) 間質性肺炎の急性増悪の可能性：CT画像，PET画像，重喫煙や間質性肺炎の既往歴，DLcoや間質性肺炎のマーカーなどをもとにして，放射線画像診断医や呼吸器内科医および麻酔科医とともに手術適応，術中管理，周術期管理を検討するのがよい．
6) 糖尿病の有無：専門家に周術期管理を相談しながら，心，腎，脳，神経・運動障害の専門家の評価も求める．治癒機転障害なども考慮すべきである．
7) 重喫煙の既往や高齢：それ自体では適応禁忌にはならないが，上記合併症を有することが多いため手術リスク評価をより厳密にすべきである．

C. 合併する肺疾患の定性的評価

1) 気道閉塞性疾患：慢性閉塞性肺疾患（COPD），びまん性汎細気管支炎（DPB），閉塞性細気管支炎（OB）などがあるが，肺癌の肺機能低下の症例の大部分はCOPDであることが多い．このため，従来，肺癌の手術の機能評価はCOPDの状態を定量的に評価するという面があった．この場合，FEV_1とDLcoはよい指標である．
2) 間質性肺炎：間質性肺炎の状態を定量的に評価するよい指標はあま

りない.DLcoだけでなく多方面から放射線画像診断医や呼吸器内科医と相談して評価すべきである.
3) 閉塞性肺炎:肺癌の合併症として閉塞性肺炎は発生頻度の高い疾患である.急速に全身状態が悪化する可能性があり,治療として放射線や化学療法も限界がある.病変部を切除することでシャントにより発生していたPaO_2の低下が改善することもあるため,適応を慎重に考えるべきである.
4) 肺手術後,胸膜炎後
5) 気管支喘息など
6) 塵肺症,陳旧性肺結核,気管支拡張症,肺結核,非結核性抗酸菌症

4)〜6) 自体の存在が適応禁忌となるものではないが,定量的評価にはなじまないものであるため慎重なリスク評価が必要である.

2 米国胸部疾患学会(ACCP)ガイドライン

A. ACCPガイドラインの要約

　米国胸部疾患学会(American College of Chest Physician：ACCP)が発表した「肺癌の診断・管理：ACCPエビデンスに基づく臨床実践ガイドライン 第3版」(ACCPガイドライン[2])は，禁煙[7]，気管支拡張薬[8,9]，呼吸リハビリテーション[10]等の使用により，術前の肺機能を改善した後，

「A. 予測1秒量(% PPO FEV_1)，予測一酸化炭素肺拡散能(% PPO DLco)がいずれも60％以上であればリスクは低い.」

「B. いずれかが60％から30％である場合は，一般的な運動試験として階段昇降試験や往復歩行試験などが必要である．階段昇降試験で20 m以上，往復歩行試験で400 m以上であれば，手術のリスクは低いとされる.」

「C. 一般的運動試験の結果が上記以下であったり，% PPO FEV_1や% PPO DLcoのいずれかが30％より少ない場合は酸素消費量の測定を伴った運動負荷試験が必要である．最大酸素消費量(VO_2max)が10 mL/kg/分未満であるときはハイリスクである.」

という内容にまとめられる(図1)．

　こうしたEBM(evidence-based medicine)の多くは，術後の死亡率や有病率を根拠としたものであり，本章のはじめに述べた，肺手術時の機能評価における①と②の区別はされておらず，長期の肺切除後の影響について完全な理解はされていないとしている．

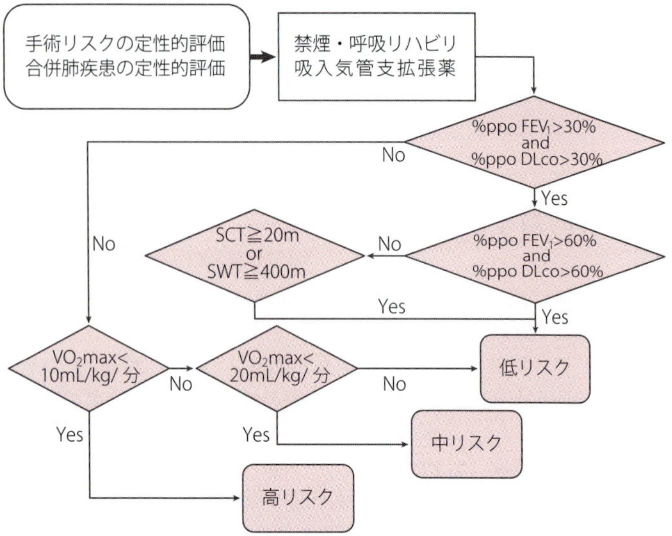

図1 最新のEBMを中心としたACCPガイドライン[2]の要約と考え方

ppo（predicted post operative）は，肺全摘の場合①，肺葉切除の場合②の式が使われることが多い．
① : ppo FEV_1 = preoperative FEV_1 × (1 − fraction of total perfusion for the resected lung)
② : ppo FEV_1 = preoperative FEV_1 × (1 − y/z)
　（yは切除する術前機能している区域数，zは術前全体の機能している区域数）
SCT: stair criming test, SWT: shuttle walk test

B. ガイドラインの要素が示すもの

1 術後予測値（predicted postoperated：ppo）

　術後予測値の計算の仕方には，解剖学的区域，亜区域をもとにしたもの，それに左右血流シンチ分画の値で補正したもの，CTで解析した体積および肺囊胞などについてそのCT値で補正したものものなどさまざまな報告がある[11-15]．一般的に，FVC，FEV_1，DLco等に乗じて使用される場合が多い．しかし，術後予測1秒量については，肺気腫症例では

肺体積減少（LVR）効果（後述）により，実際には予測値より大きくなる[16-18]．また，DLcoの予測値も予測より多くなるといわれている[19]．

2 階段昇降試験（stair climbing test：SCT）[20]

収縮期血圧200 mmHg以上，拡張期血圧110 mmHg以上や非代償性心不全，心筋梗塞40日以内，心電図左脚ブロック，整形外科的，神経外科的，閉塞性血管疾患などで歩行が困難である場合には実施しない．建物の構造により階段の角度，1ステップの高さ，踊り場までのステップ数など異なるが，一般的にはできるだけ早いスピードで昇り，到達した高さと到達時間が指標となる．疲労や，息切れ，胸痛で中止となる．到達した高さより到達時間の方が最大酸素消費量と比較的よく相関する[21]といわれるが，ガイドラインでは到達した高さをその指標としている．

3 シャトルウォーキングテスト（shuttle walking test：SWT）[22]

歩行漸増負荷法の一種であり，10 mのコースの両端から50 cmのところに置かれたコーンの間を歩くことで行われる．CDから流れる電子音に合わせて歩く速さが決定され，その速さは1分ごとに増加される．ペースについていけなくなったときや，呼吸困難などの臨床症状が出現したときに中止する．歩行距離，修正ボルグスケール（表1），SpO_2，心拍数，血圧，呼吸回数等を測定する．同じ歩行試験である6分間歩行試験（6 minutes walking test：6MWT）などの定常負荷法と比較して，漸増負荷であるために最大酸素消費量とよく相関するといわれ，肺機能を反映した運動能力を測定するにはSWTの方が適しているとされる．

表1 修正ボルグスケール

0	0.5	1	2	3	4	5	6	7	8	9	10
何も感じない	非常に弱い	かなり弱い	弱い	ちょうどいい	ややきつい	きつい		かなりきつい			非常にきつい

6MWT は日常生活動作（ADL）を反映した運動能力を測定するのに適しているとされる[22]．

4 FEV_1 と DLco

a) % FEV_1 と FEV_1%

% FEV_1 は年齢，身長からの予測1秒量との比で表され，FEV_1% は本人の肺活量 FVC との比で表される．COPD であるかどうかは，気管支拡張薬投与後の FEV_1% ＜ 70％ で示されるが，重症度を表す病期分類では % FEV_1 を指標にする．手術の際の機能評価についても，FEV_1% は使用されず，% FEV_1 が使用される．しかし，% FEV_1 も年齢が予測の中に入っているため，たとえば，同じ3.4 L の1秒量の30歳と90歳の男性の場合，日本呼吸器学会（JRS）肺生理専門委員会の式（18歳以上）(2001)[23] の式

男：FEV_1 (L) = 0.036 × 身長（cm）− 0.028 × 年齢 − 1.178

女：FEV_1 (L) = 0.022 × 身長（cm）− 0.022 × 年齢 − 0.005

に代入すると，30歳では69％，90歳では72％になって，90歳の方がリスクが下がってしまうことになり，注意が必要である．

b) LVR 効果（図2）

肺気腫症例においては，肺の容量を減量すると肺機能がよくなる LVR 効果という概念が成立し，肺気腫の病的変化を1つの指標で単純に表現して手術前の機能評価とする考え方は成り立たなくなっている．すなわち，患者が肺気腫である場合，現在の肺気腫の程度を FEV_1 と DLco はよく反映するが，肺を切除すると LVR によりそれらが改善することが示されているために[18-21]，術後の肺機能については判然とせず，数値は根拠にならないということである．また，肺気腫に対しての LVR では肺部分切除が行われることが多いが，気管支鏡的に施行される LVR は，上葉気管支を閉塞する場合が多く[25]，これによっても肺機能の改善が認められている．つまり，肺葉切除などの解剖学的手術においても LVR 効果は期待できる．高分解能 CT（HRCT）で低吸収領域として黒く抜けてみえる LAA（low attenuation area）部分，肺血流シンチで大きく抜ける部分，つまり target area を切除する場合は目的に沿っているが，当然のことながら，単に，切除範囲を大きくすれば，肺機能がよくなるということはありえない．気道系に関しては肺が拡張すると

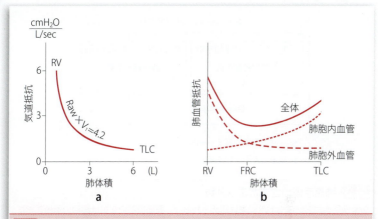

図2 LVR効果
気道抵抗は肺体積が大きくなれば小さくなる（**a**）．しかし，肺血管抵抗全体はFRCのレベルで最も低く，それ以上肺体積が大きくなると肺血管抵抗も大きくなる（**b**）．

（文献32,33より作図）

気道抵抗は小さくなり（図2a），肺実質の減少による抵抗の増大を上回るメリットをLVRにより得る可能性があるが，肺血管系に関しては，肺血管抵抗は肺がFRCの体積のときが最も小さく，肺が拡張すると抵抗は大きくなるといわれ（図2b），切除による肺血管床減少のための抵抗増大が加味されることになり，LVRはデメリットしかもたらさないと考えられる．ある程度以上の肺体積の切除は，この肺血管系へのデメリットが気道系に関するメリットを凌駕することになる．また，LVR効果とは逆に，摘出する肺体積が大きいと，肺の変形により気管支や肺動脈の狭窄などをもたらし，肺全摘症候群[26]や上葉切除後の気管支変形による肺機能の低下などが起こる（図3）．

5 DLcoとは何か

Dは拡散（diffusion），Lは肺（lung），COは一酸化炭素である．しかし，本来知りたいのは最大D_{LO_2}，つまり，その患者の肺における酸素の拡散能力最大値である．Maxの運動をしたときに，肺胞と肺毛細

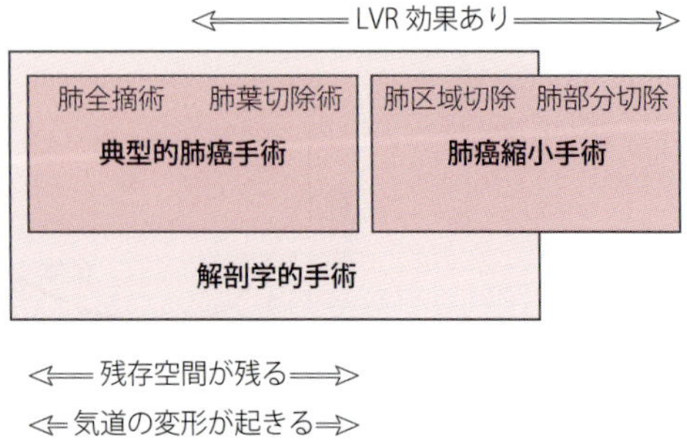

```
<──────── LVR効果あり ────────>
┌─────────────────────┬─────────────────────┐
│ 肺全摘術   肺葉切除術 │ 肺区域切除 肺部分切除 │
│   典型的肺癌手術      │    肺癌縮小手術       │
│                     └─────────────────────┘
│         解剖学的手術                        │
└─────────────────────┘
```

<── 残存空間が残る ──>
<─ 気道の変形が起きる ─>

図3 肺癌手術のさまざまな分類

肺全摘除術においてもLVR効果は認められるが,非摘出肺の膨張は縦隔の偏倚をきたし,気道狭窄,肺動脈狭窄なども発生する確率が高い.

管の間を,その格差(肺胞の酸素分圧-毛細管の酸素分圧)が1 mmHgであった場合,酸素が1分間に何mL拡散できるかである.まず,Maxの運動時に拡散能を調べるのは困難であるので安静時に測定し,さらに,肺毛細管の平均酸素分圧を求めることは難しいため,一酸化炭素(CO)で代用しているのである.COはヘモグロビンとの結合が酸素の200倍であるため,低濃度のCOであれば,事実上毛細管のCO分圧は0とみなせ,測定が容易になる.D_{LO_2}=(酸素の水溶解度/酸素の分子量の平方根)/(COの水溶解度/COの分子量の平方根)× DLco = 1.23 × DLco と計算される.DLco = 20 mL/mmHg/分であったらD_{LO_2}は24.6と計算される.つまり,肺胞の酸素分圧と平均肺毛細管酸素分圧に30 mmHgの差があれば,1分間あたり30 × 24.6 mLの酸素を吸収できるという数値である.しかし,拡散能の概念を難しくしているのは,拡散能が単に肺血管床の表面積と肺胞-肺毛細管間距離だけでなく,その先のヘモグロビン量にも関係するところで,貧血や心拍出量などにも関係する.それゆえ,肺切除で単位肺あたりの血流量が増すと,①肺血管床の表面積が増え(血流が増えるとリクルートメントや拡張により),②心拍出量が増えるので単位時間あたりのヘモグロビン量が増える.このため,術後,単位肺あたりの血流量が増加するとDLcoは理論的にも増大すると考えられる[27].本来であれば,術後の

DLcoを予測するには運動負荷を行いながら最大DLcoを測定し，それに残存肺の係数を乗じたものを用いるべきであるが，実際にはそのような試みはなされていない．さらに，DLcoは測定方法からもVA/Q不均衡があるとDLcoは小さく見積もられるとされる．このようにDLcoの概念と理論的背景だけをみると非常に複雑で，使えない数値のようにみえるが，術後予測値としてさまざまにエビデンスとして使われ，有用性は実証されているのが現状である．

6 VO_2max

a）肺切除と運動負荷

50％肺切除と酸素消費量2倍の運動負荷は，単位肺あたりの血流を2倍にするという意味で近似している．このため，体内酸素のおおよその分布などが近似することもあり，運動負荷試験は肺切除の1つのシミュレーションになる．肺切除後も運動は必要であり，術前状態での酸素消費量4倍，8倍の運動負荷は，50％肺切除後における安静時，2倍，4倍の運動負荷をシミュレートするといわれる．

b）健常人，心不全患者の運動負荷試験

患者に対して行われる運動負荷試験は，慣れている「歩く，走る，坂道を昇る」などで行われ，測定の関係からトレッドミルを使用して行うことが多い．測定される項目は，呼吸数，1回換気量，分時換気量，血圧，心拍数，心拍出量，酸素消費量，肺動脈圧，動脈血酸素分圧，混合静脈血酸素分圧，血中乳酸量，ピルビン酸量などがあるが，患者の運動能を定量的に評価する場合は，最大酸素消費量が用いられる．

健常人では，運動負荷が大きくなり，酸素消費量が2倍，4倍，8倍になっても，心拍出量は2倍，4倍，8倍にはならない．このため，酸素供給量に対し，組織での消費量が上回り，その結果，混合静脈血の酸素含有量の低下が起こる．さらに運動量が増加すると，運動による筋収縮のエネルギーが酸素を使う代謝（好気性代謝）から酸素を使わない代謝（嫌気性代謝）に移行し血液の乳酸が増加してくる．その後に，VO_2maxに到達する．心臓の機能が悪ければ，酸素消費量の少ない段階でVO_2maxに到達する．心不全における運動の制限は脈拍数増加であることが多い．健常者や心不全患者では，最大酸素消費量のときに測定した最大分時換気：V_Emaxは安静時の1秒量から計算した最大分時換

気量（MVV ＝ FEV_1 × 35）より少ない，つまり，換気能力には余裕があることが多い．

c）肺機能低下症例の運動負荷試験

　低肺機能者に運動負荷をした場合，その肺の疾患により，①肺胞換気量が2倍，4倍，8倍になれないという現象がみられる．肺気腫の患者が換気量を増加させようとすると，呼気で十分に呼出できないために運動負荷が増加するにつれて呼気終末の肺の体積（終末呼気位）が次第に増加し，最大吸気位に近づいてしまう現象（dynamic hyper-infalation）が起こり，強い呼吸困難になる．肺を切除すると逆にこの現象がなくなるというのが，LVRの原理の1つといわれている．②換気量の増加が，有効な換気量（ガス交換できる肺胞の換気）の増加に結びつかない場合（死腔の増加）や，肺が硬かったり，癒着などで肺，胸腔が簡単に拡張しない（拘束性障害）などがあると呼吸運動に消費する酸素が異常に増加してしまうという現象を生じる．③拡散能が低く，単位肺あたりの血流量が2倍，4倍，8倍になると，肺胞毛細管滞在時間が短縮し，肺胞気との平衡状態になれなくなり，肺胞酸素分圧と血液酸素分圧の間に解離が生じ，動脈血の酸素含有量が低下する．もし，混合静脈酸素含有量が少なければ，より解離は大きくなる．④肺血流量が2倍，4倍，8倍に増加しようとすると肺動脈圧が上昇する．肺動脈圧がある一定の値以上に上昇すると，右心室は流量の増加に対してはよく反応するが，左心室と比較して圧の上昇に対しての対応は構造上困難であるため，心拍出量が低下する．また，肺毛細管の圧が上昇すれば，血行動態的肺水腫になる．

d）肺切除と運動負荷試験

　広範囲の肺摘出術は上記の①〜④のいずれにも関係する．肺容量の低下は最大肺胞換気能力を低下させると同時に，単位肺胞換気量あたりの呼吸運動による酸素消費量を増大させる．肺を50％摘出するということは，安静時の単位肺あたりの血流量を2倍にすることであり，ここで心拍出量が2倍，4倍になれば，単位肺あたりの肺血流量は術前安静時の4倍，8倍になり，拡散能が低い場合には，著しい低酸素血症を招くことになる．また，肺血流量と肺血管駆動圧 ΔP（平均肺動脈－平均左房圧）の直線関係から，肺血管床が1/2になれば，$\Delta P/\Delta$肺血流量は2倍になると考えられ，肺高血圧症，やがては右心不全を招くことになると考えてよい．

e）心肺機能か，心機能・肺機能か

　一般的な教科書では，心肺の機能は一体化して述べられている．しかし，虚血性心疾患では，少なくとも冠動脈の閉塞が解決すれば，心機能が回復するために肺を多少切除しても VO_2max は増大しうる．弁膜症などでも同様なことが期待できる．このことから，運動負荷試験による最大酸素消費量測定で肺手術時の機能評価を行うことは，肺がその律速条件であれば間違いのない結果となるが，患者の肺機能が正常で虚血性心疾患や左心不全がその律速条件になっている場合には，運動負荷試験のみによる判定で非適応と判定され，間違った結果に導かれる可能性があることを理解しなくてはならない．それゆえ，ACCP ガイドライン[2]では，まず最初に「A. 予測1秒量（% PPO FEV_1），予測一酸化炭素肺拡散能（% PPO DLco）60％以上であればリスクは低い」という評価をすることで，肺は健全であるが軽度心不全がある症例を手術適応からはずしてしまうことを避けているともいえる．軽度の心不全について，麻酔科の立場からは，非心臓手術における心臓疾患の管理アルゴリズム（ACC/AHA ガイドライン[28,29]）から，4METs 以上の耐運動能を"予定手術"の条件としている．4METs の運動中の酸素摂取量は 14 mL/kg/分程度であることから，ACCP ガイドライン[2]の「B. 60％から30％である場合は，一般的運動試験［階段昇降試験（SCT）や往復歩行試験（SWT）など］が必要である．この検査にて満足すべき結果でない場合，最大酸素消費量が測定され，「10 mL/kg/分未満ではハイリスクとなる」により，肺切除的には余裕があると判断されるケースでも，麻酔科からの「全身麻酔と，肺切除や肺全摘，あるいは種々の臓器の合併切除などに耐える」という要求を満たさなくなる可能性が強い．それゆえ，手術の適応として問題になる症例は，4METs 前後の耐運動能がある，VO_2max が 15 mL/kg/分前後の症例であるということになる．もし，この値が肺機能からのものではなく心不全からの制限であれば，周術期リスクはあるが，理論的には肺切除後も術前と同じ生活が送れる可能性があり，一方で，この値が LVR 効果を期待できない拘束性肺障害や肺高血圧よる制限である場合は，たとえ25％程度の肺の切除であっても術後の耐運動能は 3METs に低下する可能性がある，ということを理解しなくてはならない．

f）心肺機能か，心・肺機能かを見極める

　肺切除手術に際し，心不全による影響を少なくして評価を厳密に行う

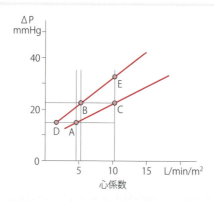

図4 肺動脈閉塞試験による心係数-肺血管駆動圧（ΔP）関係の求め方

心係数は，分時心拍出量を体表面積で除したものである．ΔP は肺血管の driving pressure，つまり平均肺動脈圧マイナス平均左房圧であり，左房圧は肺動脈楔入圧で代用される．閉塞側肺血流比（Fo）や非閉塞側肺血流比（Fc）は，肺血流シンチの分画値を用いる．Fo＋Fc＝1 である．一般的に，心係数-肺血管 ΔP 関係は生理的範囲内では直線関係であるといわれる[29]．安静時の点 A（X_A＝安静時心係数，Y_A＝安静時 ΔP），肺動脈閉塞時の点 B（X_B＝閉塞時心係数，Y_B＝閉塞時 ΔP）のとき，C の点は X_C＝閉塞時心係数/Fc，Y_C＝閉塞時 ΔP で求める．直線 AC はその症例の術前の心係数-肺血管 ΔP 関係になる．点 D は X_D＝X_A×Fc，Y_D＝Y_A，直線 DBE はその症例の全摘術後の心係数-肺血管 ΔP 関係になる．つまり，術後安静時（B）の ΔP は Y_B であるが，2 倍の心拍出量の運動時（E）では ΔP は Y_E となる．もし，それ以下の手術が行われると，患者の術後心係数-肺血管 ΔP 関係は，この 2 つの線の間になると考えられる．

方法として，肺動脈閉塞試験がある．肺動脈閉塞試験は左心系に影響なしに，運動負荷試験とは別の方法で，単位肺あたりの血流量を増加させる検査法である．以前は，肺全摘術が予定される場合，呼吸器外科の医師が肺動脈閉塞試験を行ってきたが，呼吸器外科医がカテーテル検査にあまり馴染みがないため，今日では施行されることは少なくなっている．安静時，患側の肺動脈閉塞時に肺動脈圧，肺動脈楔入圧，心拍出量，動脈血，混合静脈血を採血する．肺全摘術にのみ適応となる検査と考えられてきたが，肺血流シンチの左右分画値と組み合わせることで，術後の肺血管駆動圧（ΔP）－Δ肺血流量[30] 関係を予測したり，安静時，軽度運動時の動脈血，組織，混合静脈血などの酸素分圧のおおよその分布を予測できる可能性もある（図4）．肺も悪く，心臓も悪い症例にお

いて最大酸素消費量が少ない原因が心不全のためか肺機能が悪いためか迷うような症例では肺動脈閉塞試験は最も理にかなった検査である[31]. また, 肺動脈閉塞試験は, 三尖弁や肺動脈弁疾患などを有する患者に対する肺切除後の血行動態の予測にも有効な評価手段になりうる. ただ, 逆流症などがある場合, 熱希釈法ではうまく温度変化の曲線が描かれないので, 心拍出量の測定に使えない. このため, 酸素吸収量＝(動脈血酸素含量－混合静脈酸素含量)×心拍出量であることを利用したFickの原理による心拍出量測定が必要になる.

まとめ

肺切除術の術後の心肺機能は, 予測値に対して胸膜癒着や誤嚥性肺炎などの術後増悪因子とLVR効果などの術後改善因子がどのように作用するかによって決定される. しかし, どちらの因子も定量的な考え方は成立しないため, 結局のところ, 前述のようなVO_2maxが15 mL/kg/分前後の患者での標準的肺癌手術や, 10〜15 mL/kg/分の患者に対する縮小手術をどのように選択するかは, 術者の技量と経験で決定するしかないと思われる. 待機的手術は4METs以上という麻酔科の意見は参考になるが, 実際はそれ以下で手術を行った場合でも長期生存例は多い. 肺機能, 運動負荷試験, 肺動脈閉塞試験などの検査結果は非常に参考になるが, 患者の肺疾患の質や生活の質についての検討も重要である. すなわち, 一般的な健常者におけるVO_2maxは, 30歳代では40 mL/kg/分で70歳代では30 mL/kg/分であるとされ, VO_2maxが10〜15 mL/kg/分という値については, ゆっくり(325 m/6分)歩くことができる(2〜3METs, 酸素消費量7〜11 mL/kg/分), 普通に(400 m/6分)歩くことができる(3〜4METs, 酸素消費量11〜14 mL/kg/分)のあたりが目安になる. National Emphysema Treatment Trial (NETT)でのLVRの除外項目に「6分歩行距離が140 m以下」が入っているのは参考となる数値である. 駅や歩道橋の階段は, 踊り場が途中にあるが全体では5 m程度の高さであり, 途中で休まずに昇れればほぼ4METsはクリアしている. SWTの到達距離400 mは, 4.9 km/時以上で歩いていることになり, 酸素消費量は12.7 mL/kg/分以上であるとされる. 患者の普段の運動量を確認し, 検査値やCT画像から, 手術リスクや合併する肺疾患の定性的評価を行い, 詳細な定量的評価や多くの専門医の意見を参考にしながら, 他の治療法との比較のうえ, 手術の適応を決定していくのがよい.

文 献

1) Pierce RJ et al：Preoperative risk evaluation for lung cancer resection：predicted postoperative product as a predictor of surgical mortality. Am J Respir Crit Care Med **150**：947-55, 1994
2) Brunelli A et al：Physiologic evaluation of the patient with lung cancer being considered for resectional surgery：Diagnosis and management of lung cancer, 3rd ed：American College of Chest Physicians evidence-based clinical practice guidelines. Chest **143**：e166S-e190S, 2013
3) Licker MJ et al：Operative mortality and respiratory complications after lung resection for cancer：impact of chronic obstructive pulmonary disease and time trends. Ann Thorac Surg **81**：1830-7, 2006
4) Berry MF et al：Pulmonary function tests do not predict pulmonary complications after thoracoscopic lobectomy. Ann Thorac Surg **89**：1044-52, 2010
5) Kanzaki M et al：Dynamic sealing of lung air leaks by the transplantation of tissue engineered cell sheets. Biomaterials **28**：4294-302, 2007
6) 日本呼吸器学会：生物学製剤と呼吸器疾患 診療の手引き．克誠堂出版，東京，2014
7) Kobayashi S et al：Preoperative use of inhaled tiotropium in lung cancer patients with untreated COPD. Respirology **14**：675-9 2009
8) Bölükbas S et al：Short-term effects of inhalative tiotropium/formoterol/budenoside versus tiotropium/formoterol in patients with newly diagnosed chronic obstructivepulmonary disease requiring surgery for lung cancer：a prospective randomized trial. Eur J Cardiothorac Surg **39**：995-1000, 2011
9) Moller AM et al：Effect of preoperative smoking intervention on postoperative complications：a randomised clinical trial. Lancet **359**：114-7, 2002
10) Benzoa R et al：Preoperative pulmonary rehabilitation before lung cancer resection：Results from two randomized studies. Lung Cancer **74**：441-5, 2011
11) Giordano A et al：Perfusion lung scintigraphy for the prediction of post-lobectomy residual pulmonary function. Chest **111**：1542-7, 1997.
12) Wernly JA et al：Clinical value of quantitative ventilation-perfusion lung

scans in the surgical management of bronchogenic carcinoma. J Thorac Cardiovasc Surg **80**:535-43, 1980

13) Nakahara K et al:Prediction of postoperative respiratory failure in patients undergoing lung resection for lung cancer. Annals of Thoracic Surgery **46**:549-52, 1988

14) Wu MT et al:Prediction of postoperative lung function in patients with lung cancer:comparison of quantitative CT with perfusion scintigraphy. AJR **178**:667-72, 2002

15) Win T et al:Use of quantitative lung scintigraphy to predict postoperative pulmonary function in lung cancer patients undergoing lobectomy. Ann Thorac Surg **78**:1215-8, 2004

16) McKenna RJ Jr et al:Combined operations for lung volume reduction surgery and lung cancer. Chest **110**:885-8, 1996

17) Sekine Y et al:Minimal alteration of pulmonary function after lobectomy in lung cancer patients with chronic obstructive pulmonary disease. Ann Thorac Surg **76**:356-61, 2003

18) Baldi S et al:Does lobectomy for lung cancer in patients with chronic obstructive pulmonary disease affect lung function? A multicenter national study. J Thorac Cardiovasc Surg **130**:1616-22, 2005

19) Brunelli A et al:Predicted Versus Observed FEV_1 and DLco after major lung Rresection:a prospective evaluation at different postoperative periods. Ann Thorac Surg **83**:1134-9, 2007

20) Brunelli A et al:Stair climbing test predicts cardiopulmonary complications after lung resection. Chest **121**:1106-10, 2002

21) Cataneo DC et al:Accuracy of the stair-climbing test using maximal oxygen uptake as the gold standard. J Bras Pneumol **33**:128-33, 2007

22) Parreira VF et al:Measurement properties of the incremental shuttle walk test. a systematic review. Chest **145**:1357-69, 2014

23) 日本呼吸器学会肺生理専門委員会:日本人のスパイログラムと動脈血液ガス分圧基準値 2001 http://www.jrs.or.jp/quicklink/guidelines/guideline/nopass_pdf/spirogram.pdf

24) Salzman SH:The 6-min walk test:clinical and research role, technique, coding, and reimbursement. Chest **135**:1345-52, 2009

25) Shah PL et al:Current status of bronchoscopic lung volume reduction

with endobronchial valves. Thorax **69**：280-6, 2013
26) Soll C et al：The postpneumonectomy syndrome：clinical presentation and treatment. Eur J Cardiothorac Surg **35**：319-24, 2009
27) Nunn JF：Diffusion and alveolar/capillary permeability. In Nunn's applied respiratory Physiol 4th Edition, pp198-218, Blutter-Heinemann, London, 1993
28) Fleisher LA et al：ACC/AHA 2007 Guidelines on Perioperative Cardiovascular Evaluation and Care for Noncardiac Surgery：Executive Summary：A Report of the American College of Cardiology/American Heart Association Task Force on Practice Guidelines (Writing Committee to Revise the 2002 Guidelines on Perioperative Cardiovascular Evaluation for Noncardiac Surgery)：Developed in Collaboration With the American Society of Echocardiography, American Society of Nuclear Cardiology, Heart Rhythm Society, Society of Cardiovascular Anesthesiologists, Society for Cardiovascular Angiography and Interventions, Society for Vascular Medicine and Biology, and Society for Vascular Surgery. Circulation **116**：1971-96, 2007
29) 循環器病の診断と治療に関するガイドライン（2007年度合同研究班報告）：非心臓手術における合併心疾患の評価と管理に関するガイドライン（2008年改訂版）Guidelines for perioperative cardiovascular evaluation and management for noncardiac surgery（JCS 2008）2008（www.j-circ.or.jp/guideline/pdf/JCS2008_kyo_h.pdf）
30) Fishman AP：Pulmonary circulation. Hand book of Physiology. The respiratory system Vol 1, pp93-165, American Physiologic Society, Bethesda, 1985
31) Ikeda T et al：Clinical assessment of unilateral pulmonary occlusion test with dobutamin infusion. Expansion of surgical indications in patients with primary lung cancer and impaired cardiopulmonary function. J J Thorac Cardiovasc Surg **48**：802-8, 2000
32) Dubois AB：Resistance to breathing. In：Handbook of Physiology：Respiration, pp 451-62, American Physiological Society, Washington DC, 1964
33) Gil J et al：Functional structure of the pulmonary circulation. In：Pulmonary circulation. A handbook for clinicians. Edited by Peacock AJ, pp3-11, Chapman and Hall Medical, London, 1996

第III章

治療学

胸腔ドレナージ

　胸腔ドレナージは，閉鎖ドレナージ（胸腔ドレーンの挿入）や開放ドレナージ（開窓術）などの方法により，胸腔内に貯留した気体や液体を体外に除去する方法である．比較的容易な手技であるが，その適応や手技など，いくつかの押さえておくべきポイントがある．

　胸腔ドレナージを行う前に：出血傾向の有無，抗凝固薬，抗血小板薬の使用の有無，血小板数，凝固能を把握しておく．さらに，ドレナージ目的部位周囲の臓器との関係を単純写真のみではなく，CT，超音波などで把握しておく．

　胸腔ドレナージを必要とする病態：胸腔内の気体あるいは液体により肺の圧排，虚脱や縦隔偏位などを生じている場合，胸水や膿汁の肺内への吸引を生じている場合，さらには敗血症などがある．

A. 閉鎖ドレナージ

1 胸腔ドレーン・アスピレーションキットの挿入

　気胸，血胸，膿胸などにおいて，胸腔ドレーン・アスピレーションキットを肋間から挿入し，胸腔内に留置する．簡便であり，迅速に施行できる．

　挿入手技の実際は図1に詳述した．肋間において，肋間動静脈は肋骨下縁を走行している．このため，ドレーンの挿入部位は，肋骨上縁からとなる．肺の進展を良好にするためには，胸腔内を陰圧に保つ必要があるので，ドレーンを胸腔内に留置後は陰圧で吸引または，水封で管理する．

　使用されるドレーンとして各社からさまざまなタイプのものやアスピレーションキット（図2）が販売されている．吸引キットとして患者の活動範囲を拡大するために，気胸セットや小さな吸引機能を内蔵したも

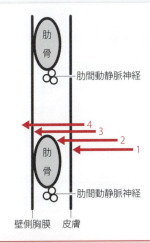

図1 側面からみた胸腔内到達法

最初に視診,触診で穿刺すべき肋間を確認しておく.穿刺針による穿刺を施行する前に,注射針による試験穿刺を以下の手順で行う.1.皮下に浸潤麻酔を行う.2.針先で肋骨を確認する.3.針先を移動し,肋骨上縁で壁側胸膜直下に十分に麻酔を行う(胸膜反射を予防するため).4.1〜2 mm単位で針先を胸腔内に進める.胸水や気体が吸引されることが確認されたら,そこが胸腔である.皮膚からの胸腔までの距離を記憶し,穿刺針による穿刺を行う.

の(図3)なども販売されている.

最近,英国より,気胸のガイドラインが発表された.従来の米国のものとの相違点は,側胸部における肺の虚脱程度と気腫性変化の有無により,治療のアルゴリズムを決定するものである.すなわち,気腫性変化のあるものは胸腔ドレーンを,気腫性変化のないものにはアスピレーションキットで対応することを薦めている.さらに,肺の虚脱の程度を側胸部で2 cmあるか否かで判定している.米国の肺尖の虚脱の程度によるガイドラインより,ドレナージチューブの挿入の容易さなどの判断の点で,より優れている.

2 胸腔ドレーンの挿入時注意すべき点

胸腔ドレーン挿入に伴い,肺損傷のみならず,心大血管の損傷をきた

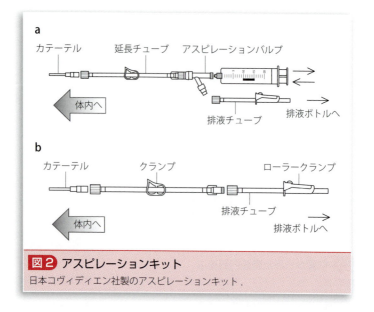

図2 アスピレーションキット
日本コヴィディエン社製のアスピレーションキット．

すこともあるため，胸腔ドレーンの挿入部位の決定には，胸部単純X線像のみではなく，CTやエコーなどでも検討して安全性を高めるのがよい．

日本では通常，ドレーンに内筒を装備したものを使用してドレーンを留置することが多いが，米国などでは内筒を装備したドレーンは用いられておらず，小切開下に小開胸を置き，用手的に手指により胸腔内であることを確認したうえで，留置している．一見すると，患者負担が大きいように思われるが，ドレーン挿入による肺損傷や大血管の損傷を確実に回避することができる利点がある．全例において，取るべき手技か否かは別として，ドレナージを目的とする部位に重要臓器が近接する場合には，ためらうことなく小切開下のドレナージチューブの留置を選択すべきである．

また，大量の胸水のドレナージを行うと，ショックとなることがあるため，1回のドレナージ量は500 mLまで，1日のドレナージ量は1,000 mLなどと量を定め，慎重に行うことが重要である．

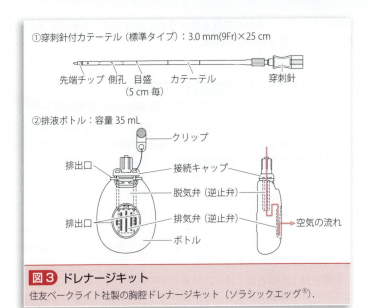

図3 ドレナージキット
住友ベークライト社製の胸腔ドレナージキット（ソラシックエッグ®）．

5 実施後の注意点

ドレナージ中から血圧測定，SpO_2 測定は必ず行う．また，ドレーン留置後，必ず胸部X線像によるドレーン位置の確認を行う．再伸展性肺水腫は，ドレナージ直後から発生するとは限らないので，最低でも翌日までの SpO_2 の継続的な観察は必要である．

また，出血や凝血塊によるドレーンの閉塞などが発生していないかなど，経時的なドレーン流出量の把握と呼吸性変動の有無にも注意しなくてはならない．カルテには流出量や性状の記載とともに，呼吸性変動の有無も記載する習慣をつける必要がある．

再伸展性肺水腫：肺の再膨張に伴い，肺血管透過性が亢進し，再伸展性肺水腫をきたすことがある．長期間の肺虚脱後の再膨張，急速な再膨張，全身状態が不良な例などで起こりやすいといわれているが，まったくの健常人でも発生することがあるので注意が必要である．妊婦などにおいては，エストロゲンによる全身の血管透過性の亢進，循環血液量の

増加があるので，再伸展性肺水腫をきたしやすいといわれているので，胎児も含めて留意が必要である．

B. 開放ドレナージ（開窓術）（図4）

　開放ドレナージは，閉鎖ドレナージの効果が不十分な場合やドレーンを抜去した状態で生活するためなどの場合，行われる．最も頻度の高い適応疾患は膿胸である．膿性胸水のため，胸腔ドレーンではドレナージが不十分であったり，有瘻性で肺内に膿性胸水を吸引し肺炎や呼吸不全を併発する場合，敗血症を併発している場合などである．開放ドレナージを行うことにより確実なドレナージが図られることが多い．

　逆に，開放ドレナージ後には，胸腔内は平圧となる．このため，肺が胸壁と癒着していないと虚脱する．肺が胸壁と癒着し，また，縦隔が変動しないと予想される場合に行う．

　手術手技上の留意点：通常，肋骨2本の切除では，ガーゼ交換に十分なスペースは確保できないことが多いので3本以上の肋骨の切除を必要とすることが多い．また，術後の骨髄炎を防止するために，肋骨は，創縁の筋肉で十分その切断端が覆われるように，創深部での切断を要する．背部で肩甲骨下部が障害となる場合には部分的に切除しても問題ないが，同じく骨髄炎の発生防止に留意する必要がある．

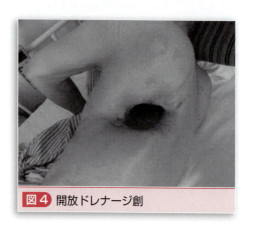

図4 開放ドレナージ創

2 気管支鏡下手術

　呼吸器外科において行う気管支鏡を用いた治療は，異物除去や気道肉芽除去など，非腫瘍性疾患から，腫瘍による気道閉塞・狭窄の解除，ステント挿入，コアリングまで多岐にわたるが，出血や気道熱傷の危険性もあるため，安全な実施に細心の注意が求められる．

A. 気管支鏡下手術に対する考え方

1 根治か，症状緩和か？

　気管支鏡下手術は，症状緩和を目的として行われることが多いが，中には肺門部早期扁平上皮癌に対する光線力学的治療（photodynamic therapy：PDT）など，根治手術を目的とするものもある．
　症状緩和を目的とする場合，どの程度まで手術を推し進めるか，議論のあるところであるが，家族および本人の希望があり，通常1〜3ヵ月の予後が見込める場合に行われている．

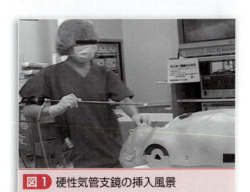

図1 硬性気管支鏡の挿入風景

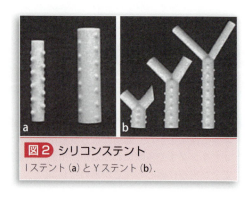

図2 シリコンステント
Iステント(a)とYステント(b).

2 気管支鏡の選択

 硬性気管支鏡下か軟性気管支鏡下か，どのような場合に硬性気管支鏡が必須か，どのような場合に硬性気管支鏡が望ましいか？

 硬性気管支鏡は金属製で難燃性であることや，太い吸引管，把持力の強い鉗子を使用できることなど，メリットも大きい．金属製の外筒を留置したうえで軟性気管支鏡を併用することもある．

 難燃性のためレーザーやスネアを使用する場合には，気管チューブを挿入して軟性気管支鏡下に行うよりも安全性は高い．出血が危惧される場合においても，太い吸引管の併用使用が可能であり，硬性気管支鏡下の手技のほうが安全である（図1）．

 さらに，シリコンステント（Iステント：図2aやYステント：図2b）の挿入には硬性気管支鏡は必須である．これらのステント挿入時にはステントを込める専用のローダーやpush out用のプッシャーなど（図3）を用いる必要がある．

 日本では，必ずしも硬性鏡を常備していない施設もあり，一部の手技は軟性鏡で代用できる場合もあるが，それぞれのメリット・デメリットさらには限界を熟知したうえで選択する必要がある．

3 気管支鏡下手術時の注意点

a）体 位

 出血による健常側肺への血液の吸引，切除した腫瘍片の落ち込みなど

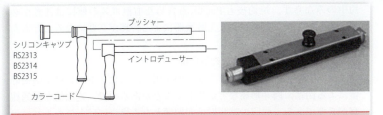

図3 シリコンステント挿入用のステントローダー，ステントイントロデューサー，プッシャー

（原田産業のホームページより）

が起きうるため，体位には細心の注意が必要である．健常肺をやや挙上した側臥位を念頭においておきたい．

b）酸素濃度

通常の気管内挿管チューブは25％酸素下でも爆発的に燃焼する．したがって，レーザーやスネアの処置時には気道内酸素濃度を極力，大気圧下まで戻す必要がある．

レーザーの照射モードは連続照射ではなく，非連続的間欠照射の設定で行う．生体組織そのものが大きな燃焼性を有しており，高温の煙状物質にレーザーを照射することで，爆発的燃焼が起きうることが実験で知られている．

c）気道穿孔

通常の気管支に一般的な処置を行っても気道穿孔を起こすことはない．しかしながら，病的状態で気管支軟骨が失われている状態では，気管・気管支の穿孔をきたすことがある．とくに，気管支吻合部肉芽などの処置時，気道に肺動脈など血管系が近接する場合には，血管に穿孔して出血するリスクが大きいので細心の注意が必要である．

出血を伴わない穿孔のみの場合には，抗生物質の投与のみで問題ない場合が多い．

d）焼灼ガスの吸引

レーザー焼灼時に組織から発生する"煙"状ガスを肺に吸引することで，動脈血酸素分圧の低下をきたすことがある．このため，レーザー焼灼時には，焼灼ガスを可及的に体外に吸引することが重要である．しかしながら，狭い気道での吸引は，必ずしも容易ではない．このため，焼

灼中のみならず，焼灼後も $PaCO_2$ も含めた血液ガスの値には注意が必要である．術後，遅発性に人工呼吸器による管理が必要になることもあることを認識しておく．

e）ステントの脱落，移動や肉芽形成

ステントサイズのミスマッチなどが原因で，ステントの移動や喀痰貯留による閉塞，肉芽形成などが生じることがあるので，定期的な経過観察が必要である．頻回の喀痰貯留が問題となる場合にはトラヘルパーの併用も考える．

B. 気管支鏡下手術手技

気管支鏡下手術の対象となる疾患として，根治手術を目的とするものには中枢気道の早期扁平上皮癌や気道異物，気道内肉芽がある．一方，症状緩和などが目的のものとしては腫瘍による気道狭窄や消化管との瘻孔形成があり，それぞれの治療のためにさまざまな手技が用いられる．

1 レーザー照射

さまざまな種類のレーザーが用いられている．焼灼時，気道熱傷を回避するよう，細心の注意が必要である．気道内酸素濃度，非連続照射波の設定，プローブ先端のエアブロー流の確認などが重要である．

2 スネア

消化管ポリープの切除と同様であるが，気管支は内腔の広がりが制限されるため，半月状に開く気管支専用の処置具が販売されている．

3 ステント挿入：Ⅰステント（図2a），Ｙステント（図2b），金属ステント（図4）

金属ステントは，気管支粘膜下に埋もれるため，抜去困難となる．また，周囲臓器への穿破・穿通の報告もある．このため，長期予後が期待できる良性疾患などでは，金属ステントは使用せず，シリコン製ステントを選択する．通常，金属ステントは留置後，2～3日で抜去困難とな

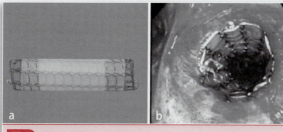

図4 膜付金属製ステント

膜付金属製ステント（Boston Scientific Corporation 社製，**a**）と挿入後の内視鏡写真（**b**）.

る．金属製ステントのみの場合には金属の間から，肉芽や腫瘍の入り込みにより，気道の再狭窄をきたすことがある．このため，膜付の金属製ステントが用いられることが多い．この場合でもステントの中枢端と末梢端は膜なしの状態となっており，ステントの移動を少なくする工夫がなされている．

一方，シリコン製のステントの場合，長期間の留置を行った後でも容易に抜去可能である．このため，非腫瘍性疾患などで用いられる．その反面，ステントの移動などが生じることがあるため，CT などで事前の留置ステント径の把握が重要である．気管に留置する場合には，ラパヘルクロージャーなど経皮的に縫合糸でステントを固定すると，移動を防ぐことができる．

4 EWS 挿入

EWS（end-bronchial Watanabe spigot）は日本人医師 Watanabe の創案によるシリコン製の気道内挿入プラグである（図5）．喀血のコントロールや術後気管支瘻・膿胸，難治性気胸のコントロール等での成功例も多数報告されており，診療の幅が大きく広がりつつある．挿入には，多少の習熟が必要で，キュレットやガイドワイヤーを用いる方法等が報告されている．気管支の形状を考慮したプラグの形成が有効なことがある．側副換気の存在等が治療効果に影響することがあるが，気管支鏡下手技のみでなく，手術に組み合わせることで治療の幅も広がる．

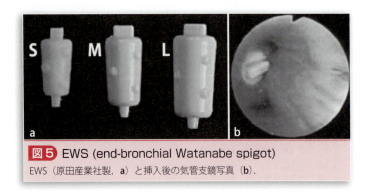

図5 EWS (end-bronchial Watanabe spigot)
EWS（原田産業社製，**a**）と挿入後の気管支鏡写真（**b**）．

5 異物除去

　気管支鏡用の鉗子による把持が困難な場合にはバスケットカテーテルが選択肢となる．鉗子での把持を試みている間に異物が末梢気管支に迷入・嵌頓する場合があるが，このような場合には，Fogarty カテーテルを異物の末梢気管支に挿入し，バルーンを膨らませた状態で，いったん中枢気道に移動させたうえで，再度異物の把持を試みる．異物が中枢気道で移動性が良好で，なおかつ声帯に嵌頓する危険性が低いと判断できる場合には，顔面位による喀出を試みてもよい．

6 バルーニング

　狭窄部位の拡張や挿入したステントの開大などの目的で行う．通常，冠動脈拡張術などで使用されるバルーン径のものを気道狭窄部位の形状に合わせて選択する．バルーン拡張中は換気不能となるので，酸素飽和度の低下に注意しなくてはならない．局所麻酔下でも可能であるが，全身麻酔下のほうが容易である．

■付記1：硬性気管支鏡の挿入手技および麻酔

　硬性気管支鏡はすでに確立した手術手技であるが，事前のシミュレーションを十分に行ったうえで実施するのが望ましい．円滑に行うためのポイントは，患者の体位と，外筒挿入後速やかに換気を行うための麻酔器との連結器具の準備などである．体位は気管切開のときと同様に，肩

枕を挿入して頸部を伸展させる．口唇，前歯の保護用の器具を口唇に使用し，左手で口腔を展開しつつ，正中に沿って，硬性気管支鏡外筒をモニターをみながら進める．硬性気管支鏡の外筒先端を12時方向にして，声帯を確認し，外筒の先端が声帯を超えた時点で，硬性気管支鏡の外筒を6時方向に回転させ，気管内に外筒を進める．この時点で，速やかに麻酔器に装着する．通常の気管挿管用チューブと異なり，気管カフは存在しないため，高頻度換気（high frequency ventilation：HFV）などで換気を行う．

■付記2：補助循環併用

ECMO（extracorporeal membrane oxygenation）など補助循環を使用してのインターベンションも報告されている．片肺全摘後や気管のインターベンションが必要で，通常の気道確保が困難と想定される場合に用いられる．

3 術前管理

　高齢者の手術が増加している．日本胸部外科学会が行った2011年の全国集計では肺癌手術症例は33,878例あり，その85%が60歳以上で，50%が70歳以上の高齢者であった．加齢に伴い人間のあらゆる臓器機能は低下し，保有する疾病は増加する．また，手術や運動による負荷に耐えられる能力は減少し，術中術後の合併症は増加する．また，いったん合併症が発生すると回復が遅れ，不幸な転帰をとることがある．そのため，詳しく既往歴を聴取し，既往歴があれば術前に精査治療する必要がある．服薬の情報も重要であり，現在のみならず過去の服薬歴も忘れずに聴取する．呼吸器のみならず全身の診察を行い，詳しくチェックする．とくに，高齢者の罹患率が高い心血管，脳血管，糖尿病，精神状態を把握する．また，日常の活動能力と手術に耐えうるかの評価はきわめて重要であり，もし，機能低下があれば術前からリハビリテーションを開始する．専門外の疾患や検査値異常があれば，専門医に相談し，周術期ストレスに耐えられる状態で手術に望む必要がある．

A. 循環系

　胸腔内手術は，心臓合併症5%未満の中リスク～心臓合併症5%以上の高リスク手術に属する．そのため，術前に心臓合併症増大の危険因子（表1）をチェックして，術前から対処する必要がある．明らかな心疾患の徴候がなくとも，術前に潜在的な病変を探りだす必要がある．もし，心疾患があれば，専門医の診察と助言を得て，必要に応じて心臓手術を先行させる．

表1 周術期心臓合併症増大の危険因子

1. 高度危険因子：不安定な冠動脈疾患（過去7日から30日以内の心筋梗塞で心筋虚血の所見あり，不安定狭心症，重症狭心症），非代償性うっ血性心不全，重症不整脈（高度房室ブロック，症候性心室性不整脈，異常な心室レートの上室性不整脈），重症弁疾患
2. 中等度危険因子：軽度狭心症，心筋梗塞の既往，うっ血性心不全の既往，糖尿病，腎不全
3. 軽度危険因子：高齢，異常心電図（左室肥大，左脚ブロック，ST-T異常），洞以外の調律，運動能力低下，脳血管疾患の既往，高血圧症

1 虚血性心疾患

　心電図から心筋虚血が疑われる場合，専門医と相談のうえ必要なら冠循環改善のための処置を先行させる．陳旧性心筋梗塞例では心エコーもしくは左室造影を施行して心室瘤の有無，壁の運動異常，駆出率を調べる．冠血管再建後の早期の非心臓手術では心血管合併症が多いため，手術時期は bare metal stent 移植例で6週間，冠動脈バイパス術（CABG）例で4週間はあける．術前にCABGや薬剤溶出ステント（drug-eluting stent：DES）を留置することは，周術期のリスクを増加させる可能性も指摘されており，専門医とよく相談する．

2 特発性心筋症

　心機能障害を伴う心筋疾患で，拡張型心筋症，肥大型心筋症，拘束型心筋症などに病型分類される．左室駆出率（EF）が40％以上を軽症群，20〜40％を中等度群，20％以下を重症群と分類し，中等度群からは心筋シンチや冠動脈造影などの精査と薬物治療が必要となる．耐術能については専門医との相談を要する．

3 不整脈

　頻脈性不整脈と徐脈性不整脈がある．単発上室性期外収縮，異所性洞調律，心房細動，単発単源性心室期外収縮，Ⅰ度房室ブロックなどは病的意義が少ないが，多源性あるいは連発性心室性期外収縮，Ⅱ，Ⅲ度房室ブロック，洞不全では精査が必要である．不整脈の検出には Holter

心電図が有用である．心臓以外の原因があれば改善させる．急性の心房細動や頻脈性不整脈に対しては，β遮断薬，ジギタリス製剤，抗不整脈薬を投与する．慢性心房細動では心房血栓の有無を確認し，血栓予防を行う．徐脈性不整脈や高度伝導障害に対してはペースメーカーの植込みを検討する．虚血性心疾患がベースにある場合には，周術期に不整脈が進行することがあるため，精査と予防策が必要となる．

4 高血圧症

高血圧症は周術期の心筋梗塞，脳出血，腎不全などの危険因子であり，術前より減塩食と降圧薬にて血圧を正常値（収縮期血圧 130 mmHg 未満，拡張期 85 mmHg 未満）にコントロールする．高血圧症では常に二次性高血圧の可能性を調べる．

5 静脈血栓塞栓症

高齢，長期臥床，麻痺，血栓塞栓症や静脈炎の既往，悪性腫瘍，肥満，下肢静脈瘤，骨盤や下肢の手術などは静脈血栓塞栓症の危険因子である．四肢の腫脹，疼痛，色調変化，潰瘍などの症状とその既往を確認する．深部静脈血栓症を疑う症例では，超音波検査，造影 CT，MR 静脈造影（MRV）を施行する．また，胸部 CT と肺血流スキャンによる肺血栓塞栓症の有無を確認する．D-ダイマーでスクリーニングを行い，治療は heparin［活性化部分トロンボプラスチン時間（APTT）1.5〜2.5 倍］，warfarin［プロトロンビン時間国際標準比（PT-INR）1.5〜2.5］により，治療抵抗例では，カテーテル治療や外科的血栓摘除術を検討する．肺血栓塞栓症の予防策として弾性ストッキング，運動療法，圧迫療法，間欠的空気圧迫器の使用などがある．

6 治療薬による凝固異常

抗凝固薬の warfarin や抗血小板薬（アスピリン製剤：低用量バファリンなど，チエノピリジン誘導体：パナルジンなど，プロスタグランジン製剤：ドルナーなど，PDR3 阻害薬：プレタール，5-セロトニン受容体拮抗薬：アンプラーク）は心筋梗塞，脳梗塞，閉塞性動脈硬化症の予

防や深部静脈血栓症などの血栓形成予防に広く使用されている．可能であれば抗凝固薬と抗血小板薬は術前に休薬として，術中術後の出血凝固トラブルを回避する．とくにwarfarin服用者は，手術の3日前までにwarfarinを中止し，heparinによる抗凝固療法を開始する．APTTを正常値の1.5〜2.5倍に延長するようにheparin投与量を調整して，手術当日の朝よりheparin投与を中止する．術後は出血がなく安全にheparinが使用できると判断したら，速やかに再開する．経口摂取が可能になったら，warfarin投与を再開し，INRが治療域に入ったらheparinを中止する．

術前休薬期間：プラビックス（14日），パナルジン（10日），アスピリン，エパデール（7日），warfarin（3〜5日），プレタール（3日），セロクラール，ペリシット，ドルナー，リマルモン（1日）

B. 代謝系

1 糖尿病

呼吸器外科対象患者で最も多い代謝系疾患は糖尿病である．糖尿病には膵ランゲルハンス島β細胞の破壊や消失が主要な原因である1型糖尿病と，過食，運動不足，肥満，環境因子，加齢，遺伝子因子が主要な原因である2型糖尿病に分類される．呼吸器外科手術対象患者の糖尿病は主に2型糖尿病である．糖尿病患者の呼吸器外科手術に際してはいくつかの問題が発生する．たとえば，術後には耐糖能が低下して，血糖値のコントロールに難渋して，高血糖をきたしやすい．血糖値の著しい上昇はケトアシドーシスや高度脱水などを引き起こし，重症であれば糖尿病性昏睡の危険性が生じる．術後の高血糖，水分電解質バランスの悪化等により，多くの臓器はさらに虚血に陥り，心筋梗塞，脳梗塞，腎不全等が発症する危険性がある．さらに，糖尿病は術後気管支断端瘻や胸腔内感染の原因となる．そのため，術前からよくコントロールすることが重要である．とくに，周術期の糖尿病管理に関しては，糖尿病専門医にアドバイスを求める姿勢が大切である．

a) 症　状

高血糖の症状（口渇，多飲，多尿，体重減少，易疲労感）と合併症の

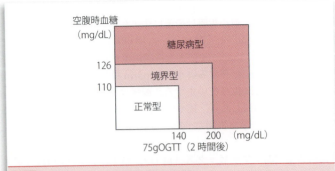

図1 血糖値による糖尿病の診断基準

(糖尿病診断基準に関する調査検討委員会：糖尿病の分類と診断基準に関する委員会報告．糖尿病 53：450-467, 2010 より)

症状（視力低下，しびれ，下肢痛，発汗異常，齲歯など）の有無を調べる．

b) 既往歴と治療歴

過去のエピソード，使用薬剤，コンプライアンスなどをうまく聞き出す．現在までの食事療法，運動療法，薬物療法を詳細に調べる．

c) 診　断

空腹時血糖，糖負荷試験とインスリン分泌能，HbA1c，血糖日内変動，尿糖を調べる．

①血糖値と 75gOGTT（図1）
② HbA1c（NGSP）：6.5％以上は糖尿病とする．
③インスリン抵抗性：血中インスリン濃度に見合ったインスリン作用が得られない状態で，簡便な指標として

HOMA-R＝空腹時インスリン値（μU/mL）×空腹時血糖値（mg/dL）÷405
（1.6 以下は正常，2.5 以上はインスリン抵抗性）

d) 合併症

皮膚（乾燥，湿疹，潰瘍，爪白癬など），眼（視力，白内障，網膜症など，必ず眼科医の診察を受ける），口腔（乾燥，齲歯，歯周病など），心臓（狭心症，心筋梗塞，不整脈など），下肢（動脈硬化，浮腫，潰瘍など），神経（感覚障害，腱反射低下消失，振動覚低下など）など．

e) 治　療

食事療法，運動療法，薬物療法，インスリン療法のメニューを決定す

る．術後インスリン療法が必須の患者では，術前からインスリン療法を開始し，血糖値をコントロールするとともに，術後必要インスリン量を推定しておく．

C. 呼吸系

加齢に伴い肺活量，1秒量，1秒率，ピークフロー，肺拡散能力は低下し，残気率，肺動脈圧，全肺血管抵抗は増加する．そのため手術前より併発呼吸器疾患のコントロールと呼吸リハビリテーションを開始する．

1 慢性閉塞性肺疾患（chronic obstructive pulmonary disease：COPD）

患者数は増加している．長期にわたる喫煙歴があり，咳嗽，喀痰，労作時呼吸困難がみられる．気管支拡張薬吸入後のスパイロメトリーで1秒率（FEV_1/FVC）が70％未満であり，他の気流閉塞をきたしうる疾患（喘息，びまん性副鼻腔気管支症候群，先天性副鼻腔気管支症候群，閉塞性汎細気管支炎，気管支拡張症，肺結核，塵肺症，リンパ脈管筋腫症，うっ血性心不全，間質性肺疾患，肺癌など）を除外して診断する．肺機能検査にて1秒量の減少，1秒率の低下，全肺気量の増加，残気率の上昇，拡散能力の低下，静肺コンプライアンスの上昇等を示す．胸部X線検査にて肺容量の増加，全肺透亮性亢進，横隔膜位の低下，横隔膜の平低化，滴状心などを示す．胸部CTにて気腫性変化の程度と範囲を確認する．できるだけ早く禁煙，気道の清浄化，呼吸機能訓練，効果的な排痰訓練を開始する．慢性気管支炎は経年的な喀痰排出と，繰り返す気道感染を特徴とする．なお，気道過敏性のあるCOPDや，気道過敏性に乏しい難治性喘息ではCOPDと気管支喘息の鑑別が困難であり，両者の併存を考慮して治療する．近年，気腫性病変と線維化病変の併存する「肺気腫合併肺線維症」では肺拡散能力が高度に低下し，運動時低酸素血症や肺高血圧症合併する場合が多く，術後呼吸不全に対策が必要である．

2 拘束性肺疾患

%VC＜80％の疾患群である．間質性肺炎，肺線維症，肺結核後遺症等がある．とくに間質性肺炎では，手術を契機に悪化し致死的となることが術後管理上の問題であり，手術適応の決定には慎重を要する．肺切除により残存肺の拘束性変化はさらに進むため，術前に残存肺予備能力の把握が欠かせない．

3 気管支喘息

術中術後に喘息発作が起こると，その管理には難渋することが多い．そのため術前からの吸入ステロイド薬によるコントロールを行い，吸入療法による気道の清浄化，発作時にむけた呼吸法の訓練を行う．また気管支拡張薬や抗喘息薬の投与を行う．

4 肺炎・気管支拡張症・無気肺

感染性の肺疾患があると，術後肺炎，気管支断端瘻，膿胸の原因となるため，術前に気道内無菌化を試みる．細菌培養を行い，有効な抗生物質を投与する．炎症活動期の呼吸器外科手術は基本的に行ってはならない．

5 間質性肺炎

間質性肺炎は呼吸器外科における周術期死亡原因の第1位である．そのため，手術前に正確な診断と予防対策が重要である．特発性間質性肺炎には特発性肺線維症（IPF），非特異性間質性肺炎（NSIP），急性間質性肺炎（AIP），特発性器質化肺炎（COP），剥離性間質性肺炎（DIP），呼吸細気管支炎関連間質性肺炎（RB-ILD），リンパ球性間質性肺炎（LIP）が含まれる．以下は特発性間質性肺炎の診断基準であるが，他の膠原病や薬剤誘発性の間質性肺炎，環境や職業に起因する間質性肺炎，その他のびまん性陰影を呈する肺疾患を除外することが必要である．

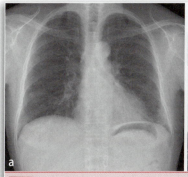
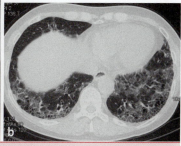

図2 胸部X線(a)とCT(b)
両側下葉にすりガラス陰影および浸潤影を認める.

a) 主要症状および理学所見

乾性咳嗽,労作時呼吸困難,ばち指などを認める.捻髪音(fine crackles)は両側肺底部で聴取される.

b) 血清学的検査

KL-6,SP-D,SP-A,LDHの1項目以上が上昇する.LDHは肺特異性に欠ける.

c) 呼吸機能

拘束性障害(%VC < 80%),拡散障害(%DLco < 80%),低酸素血症(安静時 PAO_2 80 Torr 未満,安静時 $AaDO_2$ 20 Torr 以上,6分間歩行時 SpO_2 90%以下の1項目以上)の2項目以上を満たす.

d) 胸部X線検査

両側びまん性陰影のほかに,中下肺野の外側優位,肺野の縮小を認める(図2a).

e) 胸部CT検査

胸膜直下の陰影分布,蜂巣肺は必須条件で,その他,牽引性気管支炎・細気管支拡張,すりガラス陰影,浸潤影(コンソリデーション)を認める(図2b).病理診断がなされてなくとも高分解能CTで典型的画像であれば診断可能とされる.

f) 病理診断

外科的肺生検による病理組織学的所見は UIP(usual interstitial pneu-

monia)を示す．
g）治　療
慢性安定例には抗線維化薬としてピレスパが保険適用となった．不安定進行例にはステロイド，免疫抑制薬を投与する．不安定進行例では炎症所見，KL-6，SP-D などが安定化するまで手術を延期する．

D. 認知症

高齢化とともに，認知症を併発している呼吸器外科対象患者は増えている．認知症の評価には，長谷川式認知症スケール（HDS-R，30点満点で20点以下）や Mini-Mental State Examination（MMSE，30点満点で23点以下）が使用されている．認知症患者を手術するに際しては，いくつかの問題点がある．1つ目は，進行した認知症患者は病識に疎く，理解力の低下があり，治療に対するインフォームド・コンセントを得難いことである．2つ目は手術や全身麻酔により認知症が進行することがある．また，術後に長期臥床を余儀なくされた場合には認知症が進行する可能性は高い．3つ目は術後にせん妄，幻覚・妄想，徘徊，睡眠障害，抑うつ，不安・焦燥，暴言・暴力（噛み付く）などの周辺症状（behavioral and psychological symptoms of dementia：BPSD）が出現して，術後管理に支障をきたすことがある．認知症専門医と相談して，それらの問題がクリアーできるなら，手術は積極的に施行すべきである．

E. リハビリテーション

術前リハビリテーションは入院後開始では短期間となりがちなため，外来受診時よりリハビリテーションプログラムを計画し，入院待機中から自宅リハビリテーションを開始する．呼吸器外科の術前リハビリテーションは呼吸系が中心となるが，全身の理学・運動療法と教育指導も重要であり，術前・術後と一連の計画を作る．家族の支援が重要である．

初診時の所見から必要と判断される場合は，可能であればリハビリ専門医と相談して，初診時の評価を行い，患者と家族にリハビリテーションの必要性，方法，計画などを説明して，患者に主体的に実施してもら

う．資料，記録用紙，計画書などを渡し，必要な物品は購入してもらう．喫煙者には禁煙の指導が重要である．

4 特殊な麻酔管理

呼吸器外科手術は基本的に分離肺換気で行われるが,対側一側肺のみでの換気が維持できない場合や,術野挿管などが必要になる場合には特殊な麻酔管理が必要になる.

A. 一側肺換気ができない場合

対側肺葉切除後の肺手術の場合など,対側一葉では呼吸循環が維持できない場合がある.そのような場合は手術側を含めた両側肺を換気するか,体外循環が必要になる.手術側の換気は手術操作の邪魔になるため以下に記す工夫が必要である.
1) 手術側の換気を間欠的に行うことで呼吸循環の維持と手術操作の両立を図る.
2) 手術側の換気を高頻度ジェット換気(high frequency jet ventilation:HFJV)で行うことで,半虚脱状態で手術操作を行う.HFJVでは,

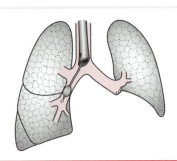

図1 右中下葉のみの分離肺換気
ブロッカーを右中間幹へ留置し,左肺のみでは換気できない症例で右上葉も換気することで,右中下葉の手術が可能となる.

周波数とジェット換気のガス圧を決める必要がある．適切な周波数は肺の固有振動数によるが，およそ 6 Hz 前後が用いられる．必要なガス圧はカテーテルの位置などにより異なるため，肺の伸展具合を確かめながら個別の症例で設定する必要がある．HFJV では空気は出る一方なので，決して呼気のルートを閉鎖してはならない．すなわち，カテーテルを気管支にウェッジさせてはならないし，分離肺換気チューブから行う場合は完全閉鎖回路にしてはならない．肺が圧外傷により破裂するからである．

3) 手術肺が右中葉・下葉の場合，ブロッカーを右中間気管支幹におき，左肺と右肺上葉で換気する（図 1）など，ブロッカーを適宜使用して，呼吸・循環の維持を図ることもできる．
4) 経皮部分体外循環（percutaneous cardio-pulmonary support：PCPS

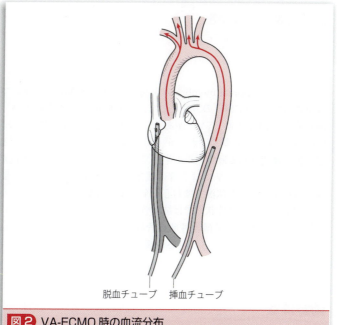

脱血チューブ　挿血チューブ

図2 VA-ECMO 時の血流分布
自己心拍と回路血との衝突により，条件によって灌流領域は変化する．

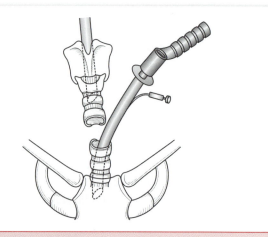

図3 頸部での術野挿管
挿管チューブを吻合後元に戻せるように，経口チューブの先端は喉頭内にとどめおく．

または extracorporeal membrane oxygenation：ECMO）を用いて呼吸を維持する．ECMO の方法として，静脈脱血／動脈送血（VA）と静脈脱血／静脈送血（VV）があり，それぞれに利点と欠点がある．VA では呼吸循環が維持されるが，自己肺での酸素化が不十分だと自己心拍で灌流される冠動脈や上半身では低酸素血症となる可能性がある（図2）．一方，VV では全身の酸素化は一様に得られるが，肺の血管抵抗が増大した状況では右心不全となり循環が維持できなくなる場合がある．低肺機能状態では肺血管抵抗は上昇しており，さらに無気肺などが加わると低酸素性肺血管収縮（hypoxic pulmonary vasoconstriction）によりさらに右心の後負荷は増大する危険があり注意が必要である．

B. 術野挿管

気管や気管分岐部を離断する場合，術野挿管が必要となる．挿入する

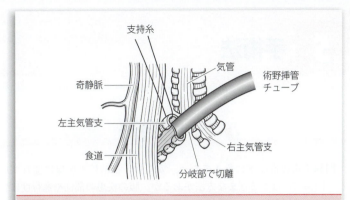

図4 右からの左主気管支に対する術野挿管

左主気管支は切断後落ち込まないように支持糸をかけておく．術野挿管チューブが吻合の邪魔になる場合，換気は間欠的としチューブを出し入れする．

気管チューブのほかに，滅菌したジャバラが必要である．麻酔器は2台ある方がジャバラの接続交換をしなくて済むが1台でも可能である．

頸部気管の手術では経口挿管チューブを喉頭内まで引いてもらい気管を切離，術野挿管を行う（図3）．気管の後壁を縫合し終わった時点で術野挿管チューブを抜去し，喉頭内に残しておいた経口挿管チューブを吻合部を超えて挿入する．

気管分岐部の切除では，右開胸では左用分離肺換気チューブを気管まで引いてもらい分岐部を切除，左主気管支に6.0程度のチューブを挿入し換気する（図4）．チューブは，カフやカフから先が短いものがあると手術操作の邪魔にならず，また過挿管による無気肺も防げて便利である．正中切開や clam shell 切開でも同様である．狭い術野でチューブが手術操作の邪魔になる場合は，チューブの抜去挿入を繰り返し，手術操作の合間に間欠的に換気する．

… III 治療学

5 手術法

5-1. 開胸法

開胸手術は直視下に行えるため,安全性・根治性の確保に優れている.開胸法にはさまざまな方法があるが,肺の疾患の部位や進行度に合わせて,適切なアプローチ法の選択が重要である.

A. 肋間開胸と肋骨床開胸

肋間神経ならびに肋間動静脈は肋骨下縁を走るため,肋間開胸では肋骨上縁で肋間筋を肋骨骨膜から切離する.肋間筋は外肋間筋が表層にあり,その筋線維は背側上縁から腹側下縁に斜めに走ることから,肋骨上縁を走らせる電気メスは背側から腹側に動かすのがよい.

肋骨床開胸では,肋骨骨膜を剝離し肋骨を腹側背側で切離後,肋骨床で開胸する.

B. 後側方切開

側臥位で最大の開胸を得られることから,標準切開とも呼ばれていた(図1).通常第5肋間で開胸する.第5肋間で開胸する理由は,①肺門操作がしやすい高さであることと,②肋間の長さが最大であること,③術側上肢を下垂させることにより肩甲骨が開胸線を邪魔しない位置であることによる.広背筋は切断し,前鋸筋も必要に応じて切断する.背側は,固有背筋を剝離し肋骨を切断する.

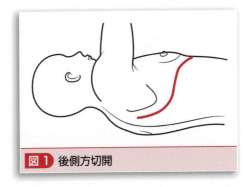

図1 後側方切開

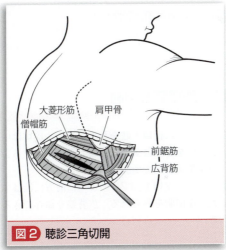

図2 聴診三角切開

C. 聴診三角切開

　筋肉を切離せず温存する開胸法である．必要に応じ筋肉を切断し後側方切開に移行できる．広背筋を剥離，腹側にずらすことで，大菱形筋の尾側，前鋸筋の背側を切開し骨性胸郭に至る（図2）．

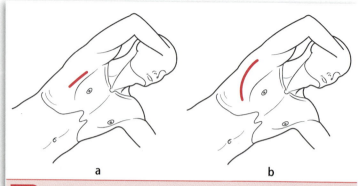

図3 腋窩切開（a）と腋窩前方切開（b）
腋窩前方切開（b）では，皮切を第4肋間に沿わせて前方に延長する．

D. 腋窩切開・腋窩前方切開

　腋窩が開大するように術側上肢を挙上させる．皮切は中腋窩線上に縦切開を加え，広背筋を背側によけ前鋸筋の筋束を分けるようにして骨性胸郭に至り，通常第4肋間で開胸する（図3a）．
　腋窩前方切開では，皮切を図3bのように前方に延ばすことで後側方切開に準ずる大きな開胸を得られる．広背筋を温存できるのがこの開胸法の利点である．

E. 前方切開

　仰臥位で開胸する方法である．皮切は肋間に沿ったものとし，胸骨傍で頭側に切り上げることが多い（図4）．広背筋を切断せず広背筋より腹側で開胸する．前方切開では肋軟骨を切断することで開胸スペースを大きくする．開胸心マッサージでは左前方切開，第4肋間で開胸し第4肋軟骨を切離して行うのが一般的である．肋軟骨はCooper剪刀で切離できるので，救急初療室でもメスと鋏があれば即座に開胸できる．第2

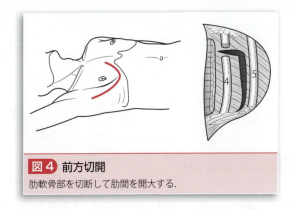

図4 前方切開
肋軟骨部を切断して肋間を開大する．

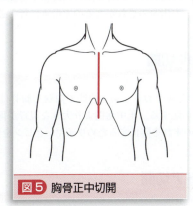

図5 胸骨正中切開

〜6肋軟骨を切断すれば肺葉切除も可能である．

f. 胸骨正中切開

　胸骨正中に皮切をおき，胸骨切痕と剣状突起との間をストライカーにて胸骨を縦切して開胸する（図5）．胸骨骨膜からの出血を電気メスにて止血し，骨髄からの出血を骨蠟などで止血してから開胸器をかける．閉胸はワイヤーを4〜5本かけて閉じる．

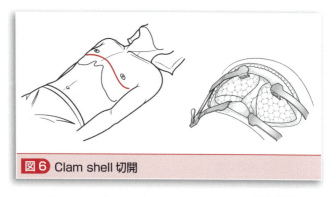

図6 Clam shell 切開

　胸骨正中切開の再開胸は，胸骨と上行大動脈や左腕頭静脈が癒着していることがあり，大出血の恐れがあるので慎重に行う必要がある．

G. Clam shell 切開

　図6のような皮切をおき，第4肋間で開胸し胸骨は横断する．両側の内胸動静脈は切離する．正中切開より大きな視野が得られる．閉胸に際しては，胸骨のずれを防止するためワイヤーとピンを併用するとよい．

H. オープンドア切開

　肋間開胸と正中切開を組み合わせた開胸法である（図7a）．胸骨尾側を切断しない場合，hemi-clam shell 切開とも呼ぶ（図7b）．頸部切開を延ばすことで頸胸部にまたがる腫瘍にも対処できる．前述の clam shell 切開を片側開胸にとどめた場合（図7c）も hemi-clam shell 切開と呼ぶことがあり混同される．

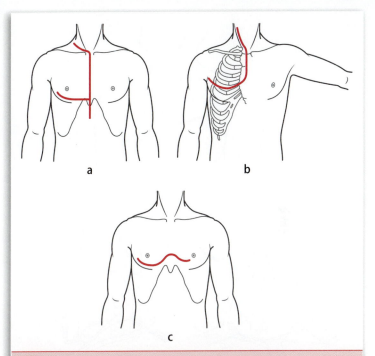

図7 オープンドア切開と hemi-clam shell 切開

a：オープンドア切開．胸骨正中切開に肋間開胸を組み合わせたもの．第4肋間で開くことが多い．
b：hemi-clam shell 切開①．この方法では胸骨はL字切開とし，全部を縦切せずに行う．（Korst RJ et al：J Thorac Cardiovasc Surg, 1998 より）
c：hemi-clam shell 切開②．胸骨横断にとどめ，健側の皮切を外側にあまり延ばさない方法．

I. Transmanubrial アプローチ

　胸骨切断を柄部（manubrium）L字切開にとどめ体部（corpus）を切断しないものを，transmanubrial アプローチと呼ぶ（図8a, b）．本法では第1肋骨を切断し大胸筋を鎖骨から切離することにより，十分な

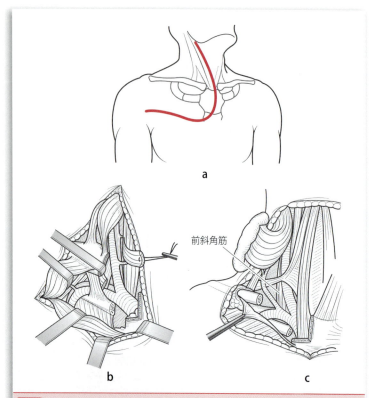

前斜角筋

図8 Transmanubrial アプローチ

a, b：L字に頸胸部に皮切をおき大胸筋を剥離．胸骨柄をL字に切離し，第1肋骨を切断することにより鎖骨と胸骨柄が持ち上がる．（Grunenwald D et al：Ann Thorac Surg, 1997 より）
c：胸鎖乳突筋の遠位側で鎖骨を切断することで視野はさらによくなる．フラップの血流は胸鎖乳突筋から供給される．（Birch R et al：J Bone Joint Surg 1990 より）

視野が得られる．前方型の Pancoast 腫瘍などの手術に適している．胸骨片の血流は胸鎖関節部を通して維持される．鎖骨を胸鎖乳突筋の遠位側で切断すると頸部の視野がさらによくなる（図8c）．胸骨のL字切開を体部まで延ばすと厳密な意味での transmanubrial ではないが，さらに大きな視野を得られる．

5-2. 胸腔鏡下手術

　胸腔鏡下手術には，大きなメリットがある反面，過去の本邦において，出血から致死的となった事例も複数存在する．このことから，本手術は出血など，合併症に迅速かつ適切に対応できるチームのみが行いうる手術であることを肝に銘じて行う必要がある．多くの場合，呼吸器外科医のみで対応可能と考えるが，不測の事態に万全に対応するためには，心臓血管外科との連携を常日ごろから良好に保っておくことも大切である．

　胸腔鏡下手術を始める前には，ドライラボ，アニマルラボで，十分な訓練を行う．

A. 胸腔鏡下手術の定義と適応

　胸腔鏡下手術の定義は，判然としていない．胸腔鏡下手術の対をなす言葉として開胸手術を用いる傾向があるが，どのような胸腔鏡下手術であっても，開胸せずに肺切除を行うことはできない．したがって，いかなる胸腔鏡下手術であっても開胸手術であることには違いがないといえる．

　胸腔鏡下手術の対をなす言葉としての場合，"開胸手術"とは，古典的な標準切開などで，大きな皮膚切開をおいたうえで行う手術あるいは片手が胸腔内に入る程度のものや肋骨を切断して行うものなどがイメージされる．それに対して，比較的小さな切開創下に胸腔鏡で補助しながら，手術を行う場合を胸腔鏡補助下手術（VATS）と総称し，この場合手が術野に入ることはなく，当然，肋骨は切断しない．モニター視下に行う場合もあるが，直視を併用する場合も多く，Hybrid VATS という呼称を用いることもある．一方，すべての操作をモニター視下に行う手術を完全鏡視下胸腔鏡手術と本邦では呼称することが多い．欧米では，この手術手技のみを胸腔鏡下手術と呼んでいる．Complete VATS と本邦では略称しているが，本来，完全モニター視下の VATS であろう．

　胸腔鏡下手術は，一般的呼吸器外科手術に適応しうるが，開胸下手術

と同様のことを胸腔鏡を用いて同じ水準で行うことが原則であり，同じ水準のことができない場合には，行ってはならない．このため，現時点で，触診が必要な進行癌に対する胸腔鏡下手術に対するコンセンサスはなく，それを許容する意見はきわめて少ない．

一方，過去には難易度が高い完全鏡視下手術では，どこまで郭清が可能か疑問視されていたが，今や必要に応じて対側縦隔領域までの到達が可能な水準になった．拡大視により，肉眼視より確実に微細な組織の把握が可能など，そのメリットも明らかとなっている．進歩が著しい本領域では，コンセンサスも大きく変化すると思われる．

B. 胸腔鏡下手術のメリットとデメリット

胸腔鏡下手術を開胸下手術と同じ水準で実施するうえで，次のようなメリット，デメリット，とくにデメリットについては十分に理解し，習熟することが必要である．

1 メリット

①創が小さい：術後疼痛が軽微であり，術後の回復が早く，入院期間を短縮できる．美容上のメリットも大きい．

②カメラによるメリット：直視では困難な部位も創の拡大なしで覗き込みが可能であり，そのような部位での癒着剥離に優れている．カメラによる拡大視が可能で，ルーペ像のごとく微細な構造物の把握も可能である．結紮時，開胸では指の後ろに隠れる結紮点などもカメラにより観察可能である．

2 デメリット

①腫瘍を触診できない．
②出血時の対応に緊急を要する（致死的合併症起こすことがある）．
③手術時間が長くなる．
④拡大視では，視野外の安全が担保できない．
⑤原理的に3次元立体視が困難である．

C. 胸腔鏡下手術のための器具

胸腔鏡下手術に使用する器具は，鉗子など，一部に特殊なものもあるが，通常，開胸手術で使用しているもので使用できるものも多い．

図1は，筆者らが好んで使用している器具である．いずれも腹腔鏡手術で使用するものと比較し，長さが短い．長さが短い分，両脇が開くことなく，また，鉗子類を把持した手を胸壁に接したままにすることができ，鉗子の先端の操作が安定化する．

なお，カメラは30度の斜視を用いる施設が圧倒的に多い．

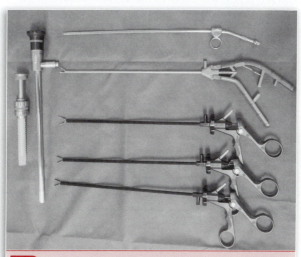

図1 胸腔鏡下手術で使用する器具
主として使用している器具．長さ30 cm前後，脇を締めて，安定した操作が可能である．

D. 胸腔鏡下手術のための手技

1 カメラ位置

　胸腔鏡では内視鏡カメラの位置により，画像の見え方が異なってくる．大きく分けて，2つの方法があり，カメラを術者の対側に置く対面方式（虎の門方式）（図2, 3）と，下方から見上げる姫路方式（図4）が多く使用される．

　姫路方式の場合，肺尖部の処置や部分切除が容易である．モニターを患者の頭側に設置することが多い．皆で，同一の画面をみながら，操作を行う．

　虎の門方式の場合，術者，第一助手がそれぞれ別のモニターを用いる．助手モニターは画像を上下左右を反転する．術者にとっては，開胸手術とまったく同じ視野展開での術野となるため，違和感なく，胸腔鏡下手術を行えるきわめて大きなメリットがある．

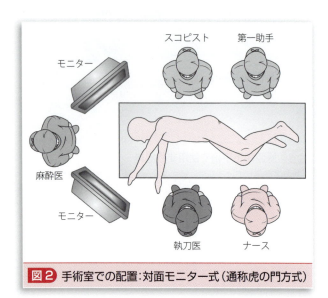

図2 手術室での配置：対面モニター式（通称虎の門方式）

筆者は部分切除などの場合には姫路方式で，肺葉切除の場合には虎の門方式で行っている．

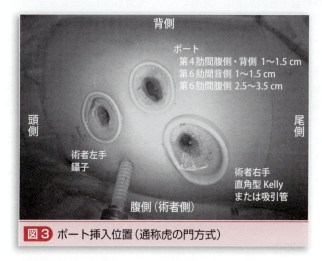

図3 ポート挿入位置（通称虎の門方式）

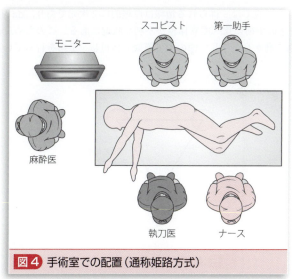

図4 手術室での配置（通称姫路方式）

2 ポート孔の数

胸腔鏡手術の基本は三角形である．三角形の1点がカメラ，1点が術者左手，1点が術者の右手となる．これらを必要に応じて入れ替えることで，さまざまな対応が可能である（図5）．基本的には，その延長線上で，その応用のうえに手術を行う．

自然気胸や縦隔腫瘍などで病変が限られ，1方向からのみの対応で十分な場合には，single portでの手術も可能である．

施設によっては，肺葉切除を2 portsで行っているところもあるが，一般的ではない．

筆者の施設では部分切除は，基本に忠実に3 portsで，肺葉切除以上は4 portsで行っている．4 portsで行う理由は，1つはカメラポート，1つは術者左手，1つは術者右手，そして最後の1つは助手用のポートである．4つ目の助手ポートを活用することにより，術者の両手の自由度が増し，安全性が高い手術ができると考えている．

3 剥離操作

モニター視では，得られる情報は原理的に2次元であり，da Vinciなど3D下の手術に比べて立体視が不利な状況にある．このため，前後に対象物を動かしたりして頭の中で模擬立体視し，手術を行っているので

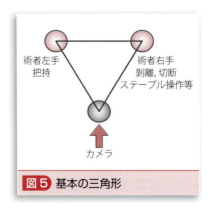

図5 基本の三角形

ある.しかし,肺動脈の血管鞘の剝離など,きわめて微細な動作が要求される局面では,わずかな誤認識が血管損傷につながることもあるため,術野の深い部位での血管周囲鞘の剝離に際しては,葉間など,比較的近い部位において血管鞘内に剪刀などで入り,その剝離層に沿って血管鞘内を目的部位に向けて鈍的に剝離するような工夫が薦められる.血管および血管鞘は,その走行に沿って連続しており,いったん鋭的に剝離層に到達した場合,血管の走行に沿って剝離するだけで,剝離すべき面は鋭的操作なしに,必要十分な剝離が可能であることが多い.

4 結紮と縫合

胸腔鏡では,手指が胸腔内に入らないため,結紮と縫合は機械で行う.これには,ノットプッシャーや深部結紮器,成毛式直角鉗子などが用いられている(図6).ノットプッシャーや深部結紮器は,結紮点を中心に180度の方向で糸を締めることが容易である.成毛式直角鉗子も,同様に可能であるが,結紮深度を間違えると糸が牽引され,組織損

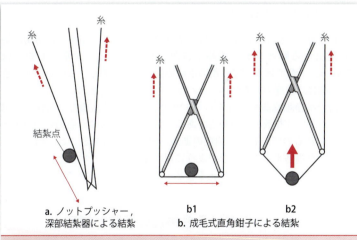

図6 胸腔鏡下結紮時の結紮方向と組織に加わる力の方向
a:結紮点を中心に180度の方向に力が加わるようにする.
b1:鉗子を開くことで結紮点を中心に180度の方向に力が加わる.
b2:結紮点の深さを誤ると引き抜き損傷の力が加わる.

傷の原因となることがある．十分に，それぞれの器具の特性を熟知しておく必要がある．

また，結紮にあたっては，糸のゆるみのないようにしなくてはならないのは当然のことであるが，胸腔内で糸のやり取りをするスペースは開胸例と同じではない．限られた方向でしか力を加えることができない．1回目の結び目と2回目の結び目が男結びでロックされると十分に組織を締めることができなくなる．このため，筆者は，1回目と2回目は女結びで，2回目に組織を確実に締め，2回目と3回目を男結びにして，縫合糸がゆるむことのないようにしている．同様の糸使いは，心臓血管外科領域でも用いられることがある．

また，連続縫合の場合，胸腔鏡手術では，縫合糸の緊張を維持しつつ縫合操作を行うことは困難である．筆者は，over and over 縫合を開胸時と同様には，行えていないため，Z 縫合を多用して，over and over 縫合に代用している．縫合糸の滑りやすさ，針の大きさなどから 4-0 PDS-II SH-1 を用いることが多い（RB-1 では針先が出にくい）．

5 切除肺の取り出し方

胸腔鏡下手術では，最小の皮膚切開で操作を行い，最小の皮膚切開から摘出する肺とリンパ組織を創外に移動させる．通常，上葉では 3.5 cm，下葉では 4〜5 cm 度の皮膚切開は必要である．この際，病巣を含む肺は，強度のあるビニールバッグ内に入れる．摘出に使用したバッグ内の洗浄細胞診を施行すると 13％以上の症例で癌細胞が陽性に検出されたという複数の学会報告がある．組織の圧挫に伴う癌細胞の遊出と考えられるので，必ず，強度のあるバッグを使用すること，摘出中にバッグを損傷することのないように創の延長を厭わないこと，摘出後に標本にふれた手袋は必ず替えること，などの注意が必要である．

E. 胸腔鏡下手術における合併症の予防と対応

1 2本の吸引管

とっさの出血時に視野を確保するため，術野の吸引管は必ず2本常備

しておく.

2 出血時の対応

最も頻度が高く,緊急を要するのは,他の血管と比較し流量が多い肺動脈からの出血である.

観察している視野が狭いため,出血は必ずしも,観察視野内で発生するとは限らない.カメラの先端が単に血液により汚染されたと判断したが,実は大量の出血であったという事例もある.

出血が線状のものであれば,吸引しながら,成毛の大コットンなどで圧迫し,さらにタコシールを使用して止血を得ることがほとんどは可能である.しかしながら,これを超える出血の場合には,肺による圧迫を行いながら,速やかに開胸操作に移行したほうがよい.先端の小さな器具による圧迫やブラインドの圧迫は,肺動脈の2次的損傷を引き起こすため,肺による出血点の圧迫が最も安全である.

3 過去の事例・経験から

完全モニター視下の手術では,しばしば,モニター範囲外で出血をきたすことがある.肺の脱転操作や鉗子の移動時は,危ない.肺動脈など血管を結紮した縫合糸が長いとこれら操作時に巻き込まれ,血管の引き抜き損傷をきたすことがある.このため,鉗子を閉じる操作などでは,鉗子の先端のみではなく,鉗子のより根部での巻き込みの有無に注意しなくてはならない.最も頻度が高いのは,右A^{2b}の断端結紮糸を右上幹－気管前方操作時に巻き込むことである.また,葉間形成時のトンネリング部位のtaping糸を引き出す場合にも注意が必要である.

鉗子の移動時には視野を遠景から広く確認する操作を忘らないこと,トンネリングは十分に拡張を得て,抵抗のない場合に引き抜くことなどが基本である.また,血管の結紮糸は,短めに切るように心がけ,無用の巻き込みを少なくする配慮が必要である

4 開胸への移行手技の練習

通常の開胸手術や胸腔鏡補助下の手術終了時に肋間にかけた器具を迅

速に除去するために,どのような工夫が必要か,試しておくことを薦める.ウンドプロテクターは,ビニール部位をはさみで離断すると迅速に皮切を延長し術野を拡大できるが,マルチフラップゲートなどは,器具が固く,離断に手間取る.手術の成否は術前のシミュレーションに大きく依存する.開胸への移行に関しても,同様である.

5 チームで行う胸腔鏡下手術

胸腔鏡下手術は術者単独で行う手術ではない.カメラ持ちの技術は手術の安全性や手術時間を大きく左右する.第一助手による術野の展開はもちろん,開胸手術と同様に重要である.カメラ持ちと第一助手が活躍してはじめて,術者が2本の手を安全かつ有効に動かすことができる.

5-3. 肺葉切除・区域切除・全摘除

A. 肺葉切除

1 学術調査結果と術式の概要

2013年に報告された2011年の全国調査の結果によると，わが国で実施された肺葉切除（肺癌症例24,929例）の術後30日以内死亡は0.3%であり，非常に安全性の高い手術になっている．

肺葉切除は，右3葉，左2葉の肺葉単位で肺切除を行う手術術式であり，肺切除手術の基本的な術式となっている．肺葉切除に限らず，臓器やその一部を切除する手術は，目的とする術式を遂行するために処理が必要なターゲットを露出する作業であるといっても過言ではなく，この作業を，いかに効率よく，安全に実施するかということが重要になる．このような構造物をきれいに露出できれば，手術は90%終了したのも同然である．肺葉切除を達成するために到達・露出・処理すべき構造物は，切除すべき肺葉に出入りする気管支，肺動脈，肺静脈である．

2 実施の手順

気管支・肺動脈を露出するための実際的なアプローチは，肺門の腹側，背側，そして葉間面の主として3方向からになるのであるが，肺葉の区画は左右対称ではなく，また，それぞれの肺葉で処理すべき構造物，とくに気管支と肺動脈の相互位置関係が左右で異なることを意識し，各構造物の走行を頭尾，背腹に葉間を加えた5方向からの立体像をイメージできることが，安全な剝離の実施のために重要である．中でも，実際に視線が向かう方向である，背腹，葉間の3方向からの理解は重要である．

a) 右肺門のイメージ

右側では，肺門の腹側から見て一番手前に上肺静脈が見え，その背側に中下葉に向かう肺動脈が存在する．気管支は肺動脈のさらに背側に位置し，上葉へ向かう肺動脈の第1分枝（A^{1+3}）は上葉気管支の頭側を走

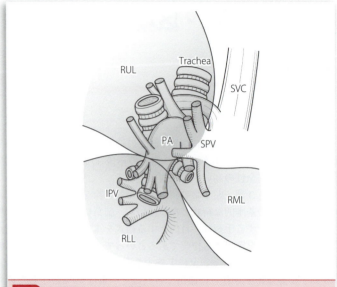

図1 右肺門のイメージ①
右肺上下葉を少し背側に倒して葉間から気管支・肺動静脈の走行をイメージしたもの．

行している．下肺静脈は下葉に向かう気管支や肺動脈の背側に位置しており，その尾側端から横隔膜背側に向かって肺間膜が存在している（図1, 2）．

b）左肺門のイメージ

左側では，上肺静脈が肺門腹側から見て一番手前に見えるのは右側と同じであるが，肺動脈と気管支の走行が右側と異なり，上肺静脈の背側に上葉気管支が存在し，肺動脈は上葉への第1分枝（A^{1+3}）を出した後，上葉気管支を背側に回り込んで，以後気管支の上に乗るような形で下葉に向かう．下肺静脈はその肺動脈と気管支の背側に位置して肺間膜に連なるのは右側と同じである（図3, 4）．このような解剖関係を念頭において，切除すべき肺葉に出入りする血管と気管支を露出・処理し，葉間を切離すれば，肺葉切除が実践できる．もちろん，図のように各構造物が最初から目に見えるわけではなく，これらの構造物に至るには，胸

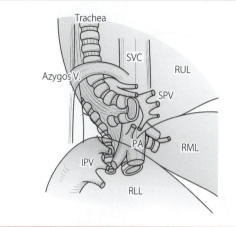

図2 右肺門のイメージ②

右肺上下葉を少し腹側に倒して葉間から気管支・肺動脈の走行をイメージしたもの．

膜，胸膜下の脂肪組織，肺実質，リンパ節などを切開，剝離する操作が必要である．

c）柔軟な対応の必要性

とくに，葉間形成が不良で，葉間からのアプローチが難しく，かつ時間を要する場合には，肺門の腹側と背側から各肺葉への構造物を処理した後，最後に葉間を切離するという手段を取らざるをえない場合もある．

d）イメージの一例

右肺上葉切除を例に取ると，まず上肺静脈を切離してその背側の肺動脈を露出し，A^{1+3} を切離して末梢側に向かって A^2，そして上葉気管支尾側にある A^{2b} を見つけ出して切離し，肺門背側から上葉気管支を露出して腹側からの剝離面と交通させてトンネルを作り，そこを起点に葉間をステープラーなどで切離して葉間を形成し，最後に上葉気管支を切離し（あるいは上葉気管支を切離した後に葉間を形成し）右肺上葉を摘出する，という方法になる．このような方法を安全に行うためには，肺実質の内部に存在する構造物を透見するように示した図のようなイメージ

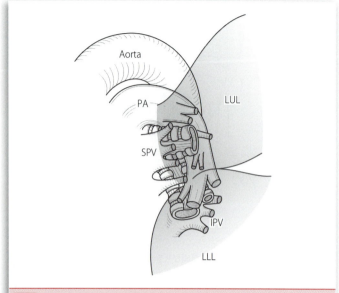

図3 左肺門のイメージ①
左肺上下葉を少し背側に倒して葉間から気管支・肺動静脈の走行をイメージしたもの．

を常に念頭に置きながら剝離操作を進め，安全な場の展開ができるようにトレーニングしておかなくてはならない．

　病変が1肺葉内にとどまっている場合は一葉切除となるが，葉間を超えて2肺葉にまたがっている場合は二葉切除も必要になる．その場合は切除すべき2葉に出入りする気管支，肺動脈，肺静脈を処理することになる．

B. 区域切除

1 学術調査結果と切除実施の留意点

　2013年に報告された2011年の調査結果では，わが国で実施された肺

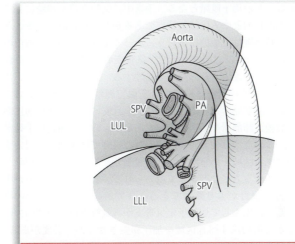

図4 左肺門のイメージ②
左肺上下葉を少し腹側に倒して葉間から気管支・肺動静脈の走行をイメージしたもの．

　区域切除（肺癌症例3,538例）の術後30日以内死亡は0.1％であり，非常に安全な手術手技となっている．

　肺は各肺葉への気管支のさらなる分岐に従って区域に区画分けされている．右上葉3，中葉2，下葉5，左上葉4，左下葉5の左右合計19の区域に分けられるのが通常である．葉間と異なり，区域間の分割面がないことや，末梢側では血管の走行にバリエーションが多いために，的確な区域切除の実施は肺葉切除よりもやや難度が高い．可能であればCTの3次元構築を利用して，術前にとくに血管の走行を念入りに確認しておくのがよい．

2 実施の手順

　手術の基本は，肺葉切除同様，切除する区域へ出入りする気管支，肺動脈，肺静脈を処理し，区域間面を切離するという操作になる．原則として気管支の走行を目安とするため，まず切除しようとする区域への気

管支を同定することが第 1 段階となる．手術中に気管支鏡を補助にして確保した気管支が目的とする区域気管支であるかどうか確認をすることも重要である．肺動脈は一般的に気管支に沿って走行するので，術前のCT 画像所見なども念頭においたうえで，気管支の処理に続いて，それに伴走して切除区域に流入する肺動脈を処理する．大きく開胸している場合は，その後用手的に素直に剝離できる面で剝離を末梢側に進めると，区域間に肺静脈が見えてくるので，これを目安に区域間を鈍的に剝離していき，最後に肺静脈を処理するのであるが，昨今は胸腔鏡手術が一般的となり，この方法は使えない．限られた視野で区域間面を同定するために，切除する区域をあらかじめ加圧膨張させる，あるいは切除しない部分を膨張させる方法などがよく用いられているが，前者の方が手術操作にとっては視野がより確保できるようである．ただし，その場合，気管支の処理に先んじて切離予定気管支から気管支鏡その他の方法により，あらかじめ切除すべき区域を加圧膨張させておく必要がある．悪性腫瘍に対する区域切除では，区域間静脈は残さずに切除するのが一般的であるため，術前の CT 画像所見などから切離する肺静脈もあらかじめ決めておいて，区域間切離に先立って切離してしまってもよい．区域間面の切離には電気メスなどのエネルギーデバイスを用いる方法や，ステープラーを用いる方法などさまざまな方法がある．患者の肺や肺機能の状態，背景となる疾患など，患者背景も考慮して適切な方法を選択する．

3 バリエーション

肺葉切除と同様に，病巣の位置によっては 1 区域のみではなく，2 つないし 3 つの区域の切除が必要となる場合もある．さらに隣接する 2 つの区域にまたがる部分に存在する小さな病変の切除などでは，それぞれの隣接する亜区域を切除するといった術式が選択される場合もあり，区域切除のバリエーションは肺葉切除よりも大きい．このような術式の実践には，ターゲットとすべき気管支，肺動静脈の分岐や走行などより細かな解剖学的理解が不可欠である．

C. 全摘除

 2013年に報告された2011年の調査結果でも、わが国で実施された肺癌に対する片肺全摘除は596例と非常に限られており、術後30日以内死亡は肺葉切除の0.3%に対して1.8%と6倍となっている。したがって、その適応の選択には慎重を期さなくてはならない。

 気管支や血管の中枢側に主病巣がある場合や、主病巣から病変が及んでいる場合など、肺葉切除では病巣が切除できない場合に考慮する術式となる。肺機能はおおむね右55、左45と右肺の占める割合がやや大きい。したがって、右肺全摘除の方が患者への負担は大きいといえる。肺は心拍出量のすべてを担う臓器であるため、その切除にあたって呼吸機能はもちろんであるが、循環に与える影響も考慮しなくてはならない。とりわけ、片肺全摘除では喪失する血管床も多大となるため、とくに右心機能への影響という観点でも患者への負荷は大きくなる。

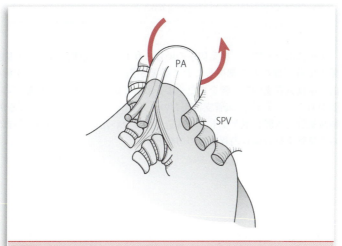

図5 右肺全摘除
右肺全摘除を行う際の肺動脈の切離する部位を示す。

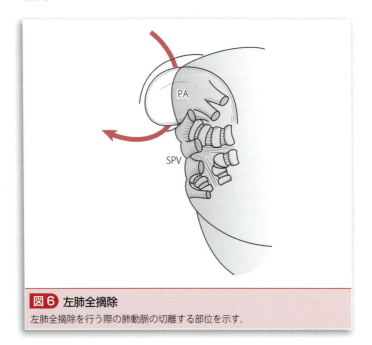

図6 左肺全摘除
左肺全摘除を行う際の肺動脈の切離する部位を示す.

　手術にあたっては，肺葉切除の場合よりもより中枢側の気管支と肺動脈の位置関係などを把握しておく必要がある．右は気管支の右主幹の前，左は気管支の左主幹をまたぐようにして頭側で肺動脈を切離する必要がある（図5, 6）．気管支は左右の主気管支で切離することになるが，術後気管支内腔にポケット上の構造を作らないためにも，気管分岐部から2気管支軟骨輪以内程度での切離とする．

5-4. リンパ節郭清

　原発性肺癌に対する標準的な手術で行われる肺門と縦隔のリンパ節の切除を，系統的リンパ節郭清と呼ぶ．肺内・肺門・縦隔においては，リンパ節はその存在する位置にしたがって #1 から #14 まで番号が付されており，さらにそれらは原発病巣の存在する位置にしたがって 1a 群から 2b 群まで 5 つに群分けされる．系統的リンパ節郭清とはこの定められた群分けに則って行うリンパ節郭清のことを示し，その郭清範囲にしたがって手術の根治度も変わってくる．詳細は「肺癌取扱い規約」に譲る．

A. 郭清範囲と注意すべき構造物

　肺葉切除に伴って行うリンパ節郭清では，#12, 13, 14 は切除肺葉とともに切除されるのでとくに意識することはなく，葉間に存在する葉気管支間リンパ節（#11）より若い番号のリンパ節が意識的に郭清される対象となる．肺癌の手術では，この #11 以下，主気管支周囲リンパ節と，気管分岐下リンパ節（#7），上縦隔リンパ節（#2, 3, 4），さらに左側においては大動脈リンパ節（#5, 6）の郭清がなかんずく重要である．リンパ節は基本的には気管支の周囲に存在し，部位によっては気管支動脈と一体となって存在するため，とくに気管分岐下の郭清にあたっては，丁寧に止血を行いつつ郭清を進めることが重要である．また，左右ともに，肺門のすぐ後ろ側では頭尾側方向に縦走する迷走神経があるため，これを同定して損傷を防ぐようにしなくてはならない．また右側の上縦隔では迷走神経は気管の側壁を走行しており，頭側では腕頭動脈下縁をまわる右反回神経を分枝しているので，郭清にあたって留意が必要である．また左側では大動脈傍リンパ節（#6）を郭清する際，近接して肺門腹側を頭尾側方向に縦走する横隔神経を損傷しないように留意する必要があり，さらに #5 から #4 に郭清を進める際には，迷走神経より分岐し Botallo 靱帯の背側で大動脈弓下縁を回るように走行する左反回神経に留意する必要がある．リンパ節郭清に際して不用意に電気メ

スなどで周囲組織を焼灼すると，切離をしなくても反回神経麻痺をもたらすことがあるので，細心の注意が必要である．

B. 郭清範囲の目安

このような重要な構造物を同定したうえで，左右 #7 の郭清では，下肺静脈上縁（尾側），左房壁（腹側），食道（背側），気管支下縁（頭側）の範囲（図1a），右上縦隔では上大静脈（腹側），気管前壁（背側），肺動脈上縁（尾側），腕頭動脈下縁（上縁）の範囲（図1b）が郭清の目安となる．その他のリンパ節は「肺癌取扱い規約」に記載の部位のリンパ節を郭清する．

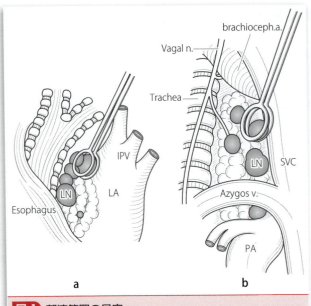

図1 郭清範囲の目安
a：右側から気管分岐下（#7）のリンパ節郭清
b：右上縦隔（#2, 3, 4）のリンパ節郭清

昨今,縮小手術(区域切除など)を実施する機会も増え,リンパ節郭清に対する考え方も少しずつ変わってきている.すなわち,区域切除では切除部位にしたがった系統的リンパ節郭清に必要な,同じ肺葉で切除しない区域にある肺内1a群リンパ節(#12, 13, 14)が郭清できないことになるため,厳密にいえばすべて不完全郭清(ND0)としなくてはならないことになる.現時点では,「肺癌取扱い規約」にある2群リンパ節郭清(ND2)まで達成したものが標準的な肺癌根治手術と認識されているが,末梢型早期肺癌の概念が定着するようであれば,何を標準とすべきか,見直しも必要となるであろう.

5-5. 気管・気管支形成術

A. 気管形成術

1 適応とアプローチ

　腫瘍や瘢痕など気管に著しい狭窄性病変があり，呼吸機能維持のために病変の切除と再建を行う場合の術式である．再建が困難と判断される場合は，レーザーなどによる狭窄病変の切除やステントによる内腔の確保などの保存的対症療法の実施を考える．頸部から気管分岐部までの間の気管の切除再吻合と，気管分岐部を含む気管の切除再建の2つに大別される．手術アプローチとしては右開胸アプローチ，胸骨縦切開による正中アプローチが代表的であるが，肺の切除などを不要とする場合は後者の方が視野は良好である．

2 切除範囲

　気管分岐部より口側の気管の切除では，再建は切除両断端の端々吻合となる．この部位での再建の可否を左右する最大の要因は，病変の長軸方向への広がりである．患者の体格や他の病変や手術既往の有無，欠損の部位などにも左右されるために，どれくらいの長さまでを切除再建できるか一概にはいえない．気管の血流を考え，膜様部の接する食道との間の剥離は避けるべきであることから，受動できる範囲はかなり限定される．頸部に近い部分では，喉頭を受動することにより，また，気管分岐部に近い方であれば，右肺門の尾側端で心膜を弧状に切開して肺門とともに気管を頭側に持ち上げるといった補助手段をとることもできるが，気管の中間部分での受動は両者の効果は限定的で切除範囲はより制限されたものとなる．一般的に2気管リングでおおよそ1 cmであるが，おおむね3リングくらいまでの切除であれば周辺部の剥離・受動で端々吻合は可能といえる．それ以上の切除が必要な場合は，吻合部にかかる張力をみながら，適宜補助的な手段を考慮する．

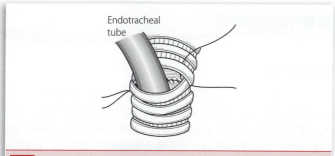

図1 テレスコープ型吻合
術野から気管挿管チューブを挿入し，換気を維持しつつ吻合操作を進める．

3 吻合法

　気道は血流支配の乏しい組織であるため，吻合部の縫合不全などの合併症の防止のためにテレスコープ型吻合（図1）とすることが望ましいが，この方法は気管リング1リング分を重ねて吻合する方法であるために，その分の長さを余分に必要とするという弱点がある．一方，吻合部の治癒という観点では，吻合部にかかる張力が小さいことが望ましいのは当然である．この両者を満たすことが難しいと判断される場合は，テレスコープ型吻合とせず，単なる端々吻合にせざるをえない．いずれの方法でも，吻合部の縫合不全などは致命的合併症となりうるので，縦隔脂肪組織，有茎肋間筋，有茎大網などによる吻合部の被覆と補強を行うことは欠かせない．

4 術中の呼吸管理

　気管挿管チューブがおかれる気管の手術であるので，麻酔は特別な方法を取らなくてはならない．一般的には，術野から病変の切除によって開放された気管の末梢側端に滅菌した気管挿管チューブを挿入して換気を維持しつつ吻合操作を行う（図1）．気道の狭窄が著しく，麻酔導入時に気管挿管チューブを狭窄部の末梢側に挿入することが困難な場合は，経皮体外循環（ECMO）を使うこともある．

B. 気管分岐部形成術

1 再建の仕方

病変が左右の分岐部にかかる場合，切除する部位と範囲によって，気管分岐部を再建しなくてはならない．分岐部の切除を行う場合でも，片肺の全摘除を伴うものは気管と主気管支の端々吻合のみ（sleeve pneumonectomy）となり（図2），分岐部の再建は不要となる．分岐部の再建方法には，切除する範囲によってさまざまなバリエーションがある．前項と同じく，縫合不全などの致命的合併症発生防止のために吻合部の被覆を行うことが重要である．

2 術中の呼吸循環管理

麻酔については，気管の切除再建の場合と同様，術野挿管によって末梢側肺の換気を維持するか，あるいは ECMO を使用する．ECMO を使用すると，術野挿管チューブが不要となり手術操作が容易になるが，出血のリスクが大きくなるため，止血操作をより慎重に行うことが重要と

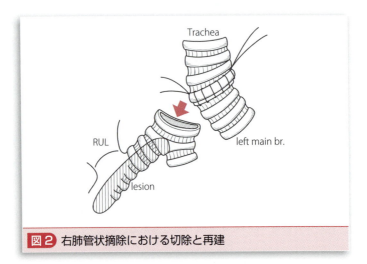

図2 右肺管状摘除における切除と再建

なる．ECMOにはV-V（静脈脱血静脈送血）とV-A（静脈脱血動脈送血）の2種類がある．手術が肺の循環に影響を及ぼさない場合はV-V ECMOでも可能であるが，肺循環を大きく損ねることが想定される場合，肺循環をバイパスする動脈送血であるV-A ECMOが必要になる．病態や実施する手術によって適切なものを選択する．V-V ECMOの場合，脱送血両者を兼ねる2腔のカニューレもあり，頸静脈を利用することが可能であるが，V-A ECMOや比較的多くの流量を必要とする場合は鼠径部の大腿動静脈に脱送血カニューレを挿入することが多い．鼠径部での操作を要する場合は手術体位が仰臥位であると都合がよい．ただ，V-A ECMOであっても，その流量はせいぜい3 L/分時程度までであるので，完全な肺循環停止が必要な場合は完全体外循環の導入を検討しなくてはならない．

3 アプローチ

前項同様に胸骨縦切開による正中からのアプローチと左側臥位での右開胸アプローチの2通りがあるが，側方からのアプローチでは操作部が術野の一番深いところとなるため，さまざまな状況に対応できる正中からのアプローチを選択するのがよい．

C. 気管支形成術

1 適応とバリエーション

左右の主気管支以遠の病変で，肺葉切除のための気管支断端処理では病変が残存してしまう場合，片肺全摘除を避けるために考案された術式である．もちろん，気管支内の小さな病変で肺切除を伴わない気管支の部分的管状切除という場合もありうる．管状肺葉切除（sleeve lobectomy）となる場合は，上葉気管支の病変が主気管支側，あるいは中幹気管支（下葉気管支）側に広がっていて上葉切除だけでは対応できない場合，該当する主気管支や中幹（下葉）気管支を含めて気管支を切除し，欠損部を端々吻合して再建する．同じように中幹（下葉）気管支の病変が上葉気管支の入口部付近まで及んでいる場合などにも適用できる

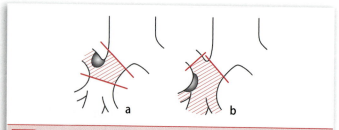

図3 管状肺葉切除の例
a：右肺上葉を切除し，右主幹と右中間幹を吻合する．
b：右肺中下葉を切除し，右主幹と右上幹を吻合する．

（図3）．さらに区域気管支単位での気管支形成も可能である．

2 手 技

　気管支形成では気管形成よりも気道再建の自由度は大きい．気管支の吻合にもテレスコープ吻合が適用できる．一般的に，病変が気道に関連する場合は気道の切除再建のみで対処でき，伴走する肺動脈の再建などは要しないが，気道の欠損範囲が広くなって肺動脈が著しく屈曲するようなときや，病変が隣接する肺動脈に及ぶような場合などは，併せて肺動脈の切除再建も必要になる．

　麻酔については，分離肺換気麻酔となっていればとくに特別な配慮は不要である．

5-6. 血管形成術

　呼吸器外科領域では，主に低圧系の血管の形成が行われる．具体的には，肺動脈，肺静脈，上大静脈，腕頭静脈などである．形成方法としては，一部壁切除に伴う場合は，部分形成や断端形成，パッチ再建を，管状切除に伴う場合は，血管吻合，人工血管・心膜ロールなどによる置換などが行われている．肺動脈形成では遮断方法の理解も重要である．

A. 血管の縫合方法

　基本的に連続縫合で行う．非吸収性のモノフィラメント糸を使用する．具体的には 4-0 から 6-0 程度の太さのプロリン糸などを用いる．

1 2点支持法

　2点に支持糸をかけ，軽く張力をかけて血管を伸展させながら，背面を内腔側から連続縫合する（図1a）．背面を縫った糸は外側に出し，支持糸と縛る．表面も同様に連続縫合し，端の糸と結紮して完了する．2点支持のメリットは両端に糸をかけるので血管の最大径を確認して吻合ができること，径に修正不能な差異がある場合 dog ear に残す部分を考えて縫合できることにある（図1b）．

2 パラシュート法

　2点支持法では端の糸を縛って密着させての縫合となるが，パラシュート法では，吻合する血管が離れたままでの運針となるため深い場所での吻合操作が容易になるメリットがある．血管を離れたまま連続縫合し，最後に寄せる（図2a）．
　いずれの場合でも，吻合部で狭窄しないように血管が拡張した状態を想定して糸を結紮することが肝要である．また，末梢側の血管は長軸に直行して切離するよりも，斜めに切離した方が吻合径を大きくとれ狭窄

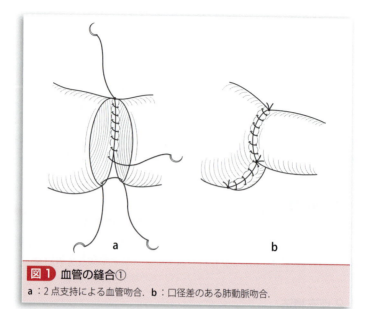

図1 血管の縫合①
a：2点支持による血管吻合．b：口径差のある肺動脈吻合．

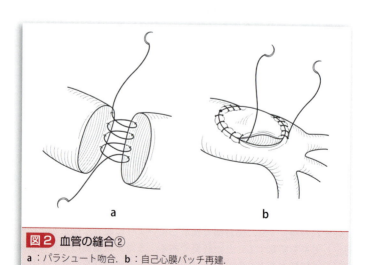

図2 血管の縫合②
a：パラシュート吻合．b：自己心膜パッチ再建．

しにくい.

3 心膜パッチ再建

血管壁が1/2以上残せない場合は離断して吻合することになるが，1/3〜1/2残せる場合で，直接縫合すると狭窄する場合には，パッチ再建を行う（図2b）. 自己心膜，ウマ心膜などを用いる. 自己心膜は瘢痕収縮するので大きめに作成するか，グルタルアルデヒドで固定して使用する.

B. 肺動脈形成

肺動脈の血管形成は，必ず中枢側の肺動脈を遮断して行う. 肺静脈を介したバックフローがあるため末梢側の肺動脈もしくは肺静脈も遮断した方がよい. しかし，実際には肺静脈からのバックフローは量的に問題

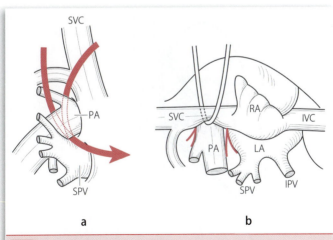

図3 右主肺動脈の遮断と剥離
a：右主肺動脈の遮断. b：心囊内での右主肺動脈剥離.

になることは少なく，むしろ気管支動脈血流からのフローが肺動脈の
バックフローとなることが多いため，気管支動脈の処理を終わらせてか
ら肺動脈形成するのがよい．

　肺動脈の遮断方法の例を示す．右では図3aのように肺門での遮断を
行うが，より中枢での遮断が必要な場合は図3bのように心嚢を開いた
うえで，上大静脈と肺動脈の間の癒合を切離し，さらに左房と肺動脈の
間の癒合を切離する．また肺動脈上幹より末梢で遮断する場合は図3a
の位置で遮断する．一方，下葉切除に際し葉間で肺動脈を損傷した場合
などでは，下肺静脈の処理が終了していれば，図4のように尾側から
気管支・上肺静脈ごと肺門を遮断する方法が簡便である．気管支ごとの
遮断なのでサテンスキーよりも硬い遮断鉗子が適している．

　左では背側で肺動脈と主気管支の間を剥離し，血管鞘の内側で腹側に
鉗子を通すと上肺静脈の裏にでる（図5）ので，上肺静脈頭側縁と肺動
脈の間を分けておけば，肺門遮断が可能である．後側方切開では背側か
ら，腋窩前方切開では腹側から鉗子を通すと通しやすい．左下葉では，
右下葉切除と違い下肺静脈の処理が終わっていても尾側から気管支ごと

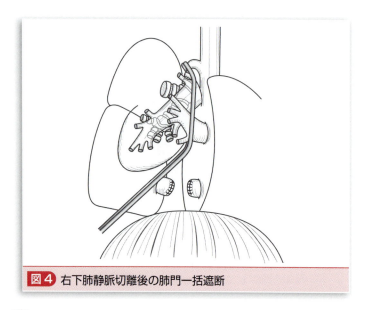

図4 右下肺静脈切離後の肺門一括遮断

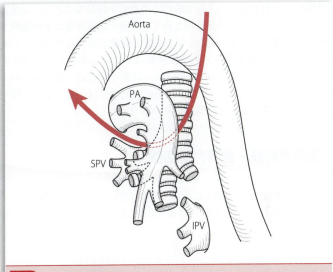

図5 左主肺動脈遮断

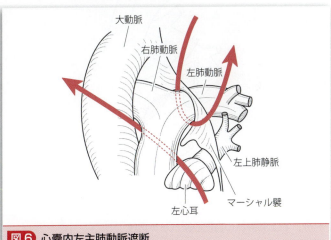

図6 心嚢内左主肺動脈遮断
マーシャル襞を把持して心膜を切開し肺動脈の背面を剥離する．

の遮断は通常行わない．上記の肺門での遮断が容易なことと，左主気管支に分離肺換気チューブが挿入されている場合に気管支ごとの遮断ができないからである．A^3 の根部など中枢の形成が必要な場合は，心囊内で左主肺動脈を遮断する．左主肺動脈は1/2は心囊外なので剝離が必要である．間違っても transverse sinus に鉗子を進めて肺動脈本幹を遮断してはならない（図6）．左主肺動脈の剝離には，マーシャル襞を摂子で把持し肺動脈との間の剝離を進める（図6）．

C. 肺静脈形成・左房合併切除

中葉の肺癌で V^{4+5} の根部に浸潤しかつ上葉 central vein に浸潤なく上葉が温存可能なときには図7のように自己心膜パッチを用いて肺静脈の再建を行う．

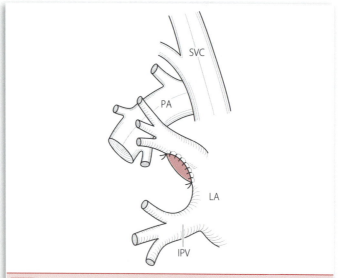

図7 右上肺静脈の自己心膜パッチ再建

V^{4+5} 根部の浸潤では，自己心膜パッチ再建し，上肺静脈を狭窄させずに上葉を温存する．

左房合併切除では，右房と左房の間の groove を分けることで，十分な距離を作ることを心がける．

D. 上大静脈・腕頭静脈切除置換

腫瘍の上大静脈・腕頭静脈浸潤では，壁の一部切除で済む場合は，パーシャルクランプをかけ，直接縫合するか自己心膜パッチ再建を行

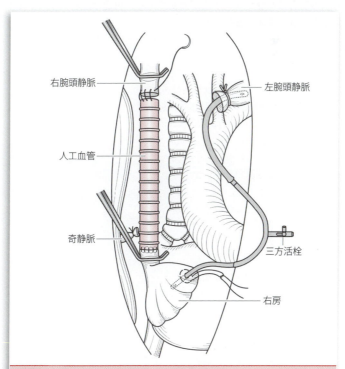

図8　一時バイパスを作成した上大静脈置換

左腕頭静脈と右心耳に一時バイパスを作成すると，手術中の邪魔にならずに上半身の静脈還流を維持できる．圧差で流れるのでポンプは不要である．

う．管状切除が必要な場合は，遮断し人工血管置換を行う．すでに上大静脈症候群による側副血行路の発達があり奇静脈を温存できる場合には，直接上大静脈を完全遮断してかまわないが，側副血行路の発達がないか奇静脈が温存できない場合は，腕頭静脈と右心耳にバイパスをおいてから上大静脈を遮断する必要がある．バイパスの作成には，左腕頭静脈と右心耳の間に一時バイパスをおく方法と，同部位を人工血管でつないでしまう方法がある（図8）．人工血管には虚脱を防ぐためリング付きの PTFE を用いる．人工血管の血栓閉塞を予防するため，術中から heparin を使用し術後は warfarin などの抗凝固薬を用いる．人工血管と静脈の吻合はパラシュート法が簡便である．再建は左右いずれか1本で上半身の静脈還流は維持される．

5-7. 隣接臓器合併切除術

　肺癌などの悪性腫瘍の手術に際し，隣接臓器・構造物への浸潤が疑われる場合には合併切除が行われ，必要であればその再建術が併施される．

A. 左房合併切除

　肺静脈を介し左房に浸潤を認める場合は，左房合併切除を必要とする．上肺静脈，下肺静脈根部のいずれかの切除で済む場合もあれば，両方を切除し片肺全摘が必要な場合もある．

　右側であれば，横隔神経と肺門の間で心囊を開き心囊内で左房浸潤の有無を確認する（図1a）．右房と左房の間のgrooveを分け，切除マージンを確保する（図1b）．心膜の反転部を鋭的に分け（図2），遮断鉗子で左房を噛む．深くかけ過ぎると血圧が低下する場合があるので，遮断する際には麻酔医に血圧の変動の有無を確認する．左房合併切除に使用する遮断鉗子には，サテンスキーのような滑りやすいものは不向きである．切除した左房の縫合閉鎖には，3-0～4-0のプロリン糸などの非吸収性モノフィラメント糸による連続縫合を用いる．鉗子がかけられないほど広範囲の場合は，人工心肺を用いて左房壁を切除再建する．

　左側の場合も同様に心囊を開くが，左上肺静脈は心囊内で距離が十分に取れることも多く，ステープラーを用い心囊内肺静脈切除で済ませられることもある．一方，上肺静脈浸潤では時に左心耳に病変が及ぶ場合もある．左心耳は縫合により裂けやすいため，切除する場合はステープラーを用い，出血する場合はタコシールなどを用いる．

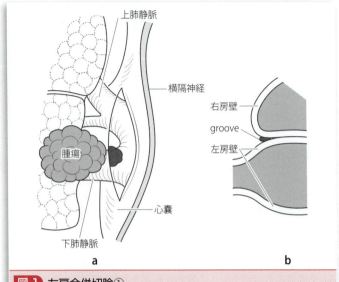

図1 左房合併切除①
a：横隔神経と肺門の間で心嚢を開き心嚢内で左房浸潤の有無を確認する．
b：右房と左房の間の groove を分け，切除マージンを確保する．

B. 心膜・横隔膜合併切除

　心膜に病変が及ぶ場合は心膜を合併切除する．切除範囲により再建を必要としない場合もあるが，再建する場合はゴアテックスシートなどを用いる．右肺全摘で心膜を切除した場合は，術後に心臓脱を生じることがあるので必ず心膜を再建する．術後に膿胸となった場合，異物である心膜シートを除去する必要が生じることがある．この場合，右肺全摘後であっても術後に心嚢と心臓の癒着が生じていれば心臓脱とはならないので，癒着が生じていることを確認して心膜シートを摘除する．通常，術後2週間目には癒着していることが多い．

　横隔膜合併切除では，切除範囲が少ない場合は直接縫合可能である．ステープラーを用いたり非吸収糸による水平マットレス縫合などが用いられる．切除範囲が広範囲の場合はデュアルメッシュなどを用いて再建

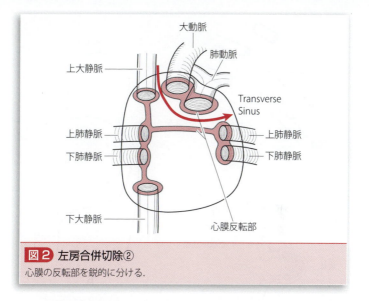

図2 左房合併切除②
心膜の反転部を鋭的に分ける.

する．胸膜肺全摘術などの場合のように広範囲切除の場合，術後に再建したメッシュがはずれ，横隔膜ヘルニアとなることがある．肋骨や心膜などへの縫着は支持性が保たれるが，肋間筋への縫着は外れやすい．そのため，とくに背側では横隔膜筋層の起始部を縫着用に一部残して切除するとよい．

横隔膜弛緩症に対し，横隔膜をステープラーで切除縫縮する場合がある．原因が横隔神経麻痺の場合はとくに問題ないが，横隔膜運動が残っている症例では，横隔神経の分布を考慮して切除縫縮する．

c. 胸壁合併切除

骨性胸郭に浸潤する癌に対しては，肋骨切除を伴う胸壁合併切除を行う．切除範囲は浸潤の程度によるが，肋骨の切除に際しては切離線の外側でさらに1～2cm肋骨を切除すると手術操作がしやすくなる（図3a）．上位肋骨の背側の切除では，後側方切開の皮切を頭側に延ばし，棘突起と肩甲骨の間で僧帽筋，菱形筋を切断し肩甲骨を挙上した術野で操作を

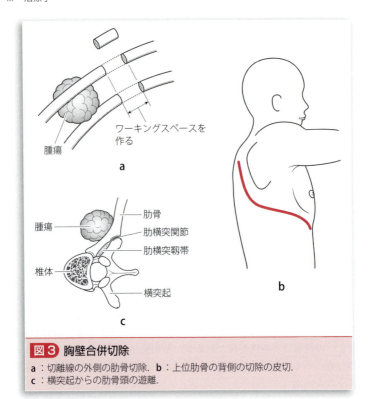

図3 胸壁合併切除

a：切離線の外側の肋骨切除．b：上位肋骨の背側の切除の皮切．
c：横突起からの肋骨頭の遊離．

行う（図3b）．浸潤が肋骨頭に及ぶ場合は，横突起から肋骨を外し肋骨頭を椎体から外す（図3c）．椎体に及ぶ場合は，整形外科と共同して椎体を切除する．

骨性胸郭を切除すると切除部は呼吸性に膨隆，陥凹しいわゆる奇異呼吸となる．3肋骨以上切除する場合にはメッシュによる再建が必要となることが多い．しかし，肩甲骨に覆われる部位は奇異運動しないので再建は必要ない．

6 術後管理

A. 胸腔チューブの管理

手術後の胸腔内の出血，浸出液の貯留，気漏などは，残存肺の再膨張を妨げ，無気肺を発生させる要因となる．また，胸腔内圧の上昇は縦隔の圧排をもたらし，低圧系の静脈還流は抑制して循環不全をきたす．そのため，術後には胸腔チューブを挿入して持続胸腔ドレナージを行う必要がある（表1）．

1 チューブの種類

a) 直カテーテル

シングルルーメンであり，先端にエンドホール，先端から1～4 cmにサイドホールがある．サイドホールから5 cm間隔で20 cmまで距離マーカーが印してある．主に先端を肺尖や肺前面に留置する場合に使用する．

b) 曲カテーテル

シングルルーメンで，ホールは直カテーテルと同様である．5 cmマークの先で屈曲しており，それを利用して主に背側肺底部に留置する場合に使用する．

表1 術後胸腔ドレナージの目的

1. 血液・浸出液・胸水・空気の排除
2. 胸腔内出血の確認と出血量の推定
3. 気漏の確認と気漏速度の推定
4. 残存肺の膨張
5. 胸腔内圧の陰圧化
6. 感染防止
7. 薬液の注入

c) シングルルーメントロッカーカテーテル

内套針付きで，経皮的に挿入する．内套の先端により，肋間動静脈神経，肺組織，心血管を損傷しないように注意する．

d) ダブルルーメントロッカーカテーテル

ダブルルーメンとなっているので，後日，胸腔内に薬剤を注入したり，胸腔内を洗浄したりするために使用する．

e) マルチチャンネルドレナージカテーテル

カテーテル内腔が4腔に区切られ，かつカテーテル壁にはスリットが刻まれているため，より高い排液効果が期待できる．自由に屈曲した状態で留置することができる．

2 チューブの留置

術後には1ないし2本の胸腔チューブを留置する．出血が多い手術や切除組織量が大きい手術では，2本留置が選ばれる．1本は血液や浸出液を排除するために，仰臥位で胸腔内の最も低位となる脊椎近くの肺底部にチューブ先端を留置する．もう1本は気漏対策の排気目的で，胸腔内で最も高位となる肺尖に近い胸腔内前面に留置する．近年は胸腔鏡下に手術が施行され，出血量が少ないため，1本のみ留置することが多い．

手術が終了したら，術野が清潔の状態でカテーテルを持続吸引キットに接続して吸引を開始する．チューブ接続部のはずれ防止にタイガンベルトを使用する．10 cm水柱の陰圧で吸引を開始するのが一般的であり，適宜変更する．吸引キットをチューブ挿入位より高位置に持ち上げてはならない．

3 胸腔ドレナージ中のチェック項目

a) 排液量と性状

時間経過に伴い排液量は減少し，血性から淡血性となる．再開胸止血手術の目安は時間出血量100 mL以上で，胸部X線，CT，血液検査，バイタルサインを参考に決定するが，200 mL以上ではただちに再開胸止血を行う．チューブ内で凝血塊を形成する場合も再開胸止血が必要である．

b) 気　漏

閉胸後は患者が手術台を離れる前に気漏の有無と程度を必ず確認する．気漏の評価は水封室での泡の流出程度で行い，気漏が強ければ，その場で再開胸して瘻孔を閉鎖する．吸引キットについては，従来は気漏を定量できなかったが，近年，気漏を定量化できる装置（Thopaz）が，臨床で使用されはじめている．術後管理中に気漏を認めない場合でも，水位の呼吸性変動がなければチューブの閉塞が原因となっていることも考えて，チューブのねじれや屈曲の有無の確認やミルキング鉗子でチューブをしごくことを行う．ただし，肺が伸展して胸腔内圧がチューブに反映されないこともあり，胸部X線での確認を要する．

c) 皮下気腫

咳嗽などにより胸腔内圧が上昇すると，胸腔内の空気が創部より皮下に漏れて皮下気腫が発生する．肺全摘術後はとくに発生しやすい．皮下気腫が増強するときは，吸引圧の増加，チューブ先端の位置を換える，胸腔チューブを入れ替える，追加のチューブを挿入するなどの処置が必要となる．マーカーなどで皮下気腫の範囲に印をつけて経過を観察する．

d) その他

胸部X線像によるチューブの自然抜去や過挿入の確認やチューブ固定不良による挿入部から胸水の流出や空気流入などの確認も重要である．

4 胸腔チューブの抜去

術後胸腔内出血と浸出液は時間経過とともに減少する．肺葉切除術であれば第2病日に，部分切除術であれば第1病日に胸腔チューブを抜去することができる．抜去の目安は1日の排液量が200 mL以下で，気漏がないことが一般的である．肺全摘術では出血のないことが確認できれば第1病日に抜去する．チューブをクランプして一定時間後に胸部X線撮影を施行し，胸膜腔内に空気量の増加がないことを確認してから抜去すると安全である．抜去にあたっては，胸腔内圧を陽圧にした状態で一気に行い，胸腔内に空気が入らないように抜去孔を塞ぎながら縫合閉鎖する．チューブ抜去前にチューブを囲むように水平マットレス縫合を置き，抜去と同時に結紮することもできる．

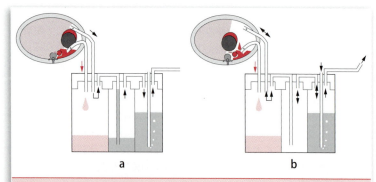

図1 肺全摘術の胸腔チューブ管理
a：肺全摘術後，吸引圧は−10 cm H_2O だが，胸腔内吸引圧は約−30 cm H_2O にもなる．
b：全摘術後には水封を行わない．吸引圧は−5 cm H_2O でもよい．

5 肺全摘術の胸腔チューブ管理

　肺全摘術後には水封を行ってはならない．咳嗽などで胸腔内圧が瞬時に上昇すると胸腔内の空気が一気に排出されるため，続いて吸気になると胸腔内は強い陰圧となり，水封していると水封室の水が引き上げられる．たとえば，水位が20 cm上昇すると胸腔内は20 cm H_2O の陰圧が追加されることになり（図1a），強い陰圧で縦隔が極度に偏位すると，循環不全，ショックとなることがある．それを予防するため，肺全摘術後には水封室に水を入れてはならない（図1b）．

B. 術後合併症

　肺手術操作による肺や胸郭への様々な影響や，創部痛，胸腔チューブ留置などによる呼吸運動制限，麻酔薬や鎮痛薬による呼吸中枢や呼吸筋の抑制などのため，換気が十分にできなくなることに加え，気道の炎症による気道分泌物の増加や気道粘膜線毛運動の低下などのため，気道閉塞や無気肺が起こりやすくなる．これらは肺胞でのガス交換能を低下させ低酸素血症となる．低酸素血症は諸臓器への酸素供給量を減少させ臓器不全の誘因となる．

I 術後経過

a) 手術当日

手術の侵襲が強く残り,術後合併症が最も多い.動脈血ガス分析と胸部X線所見をもとに,気道内分泌物が多ければ,気管支鏡検査等を実施し,高炭酸ガス血症があれば補助換気を行う.近年,非侵襲的陽圧呼吸(non-invasive positive pressure ventilation:NPPV)が進歩し,安全に補助換気を行えるようになった.補助換気による気道内圧の上昇は気管支断端瘻や肺胞瘻遷延のリスクとなるため,可能な限り低圧とする.胸腔チューブの管理により術後出血に注意をする.10回/分を超える頻脈のときは原因を検索し対策をとる.肺血栓塞栓症予防のための弾性ストッキングの使用,可能なら間欠的空気圧迫器の使用,下肢の挙上,上下肢の屈伸運動は離床まで実施する.集中治療室での管理とし,出血量,血圧,心拍数,酸素飽和度(SpO_2),体温,呼吸数,尿量,補液量,気漏,皮下気腫,疼痛,喀痰,喘鳴,チアノーゼなどにつき経時的に観察・記録する.酸素は3〜5 L/分(マスクまたは鼻カニューレ)で開始し,$SpO_2≧98\%$,$PaO_2≧120$ mmHg,$PaCO_2≦50$ mmHgを目安に調節する.補液は維持液1.5 mL/kg/時程度とするが,少ないと心筋梗塞,脳梗塞,腎不全,肺血栓塞栓症の危険,多いとうっ血性心不全の危険があるため,適宜増減する.輸血は,総出血量が500 mL以上であれば輸血が必要となることが多く,1,000 mL以上の出血があれば早急に輸血を開始する.抗菌薬は第1〜2世代セフェムを3日間,糖尿病や術前肺炎があれば第3世代セフェムの投与を検討する.排痰が容易になるように手術当日は吸入を2〜3回/日施行する.発熱が38℃以上あればindometacin坐薬を投与するが,投与後の血圧低下には注意する.疼痛対策は,自己調節硬膜外鎮痛法(patient controlled epidural analgesia:PCEA)など非常に進歩した.経口摂取前は鎮痛薬の筋肉注射や坐薬での投与,経口摂取が可能になれば経口鎮痛薬に切り替える.

b) 第1・2病日

意識清明となり嚥下機能がよければ,第1病日の朝より食事を開始する.喀痰が多く無気肺や肺炎を起こしやすいため,除痛しベッド上で坐位にするなどして排痰を促す.有効な硬膜外鎮痛はピークフロー値を改善し,喀痰喀出能力が向上するため無気肺の予防になる.排痰が容易になるように吸入を3〜4回/日施行する.胸腔ドレナージは蛋白濃度の

高い浸出液を奪うため，血清蛋白濃度，循環血漿量の低下に注意する．胸腔チューブの抜去は前項に記したが，第2病日まで気漏が継続する場合は，気管支断端瘻の有無を確認する．胸腔チューブ抜去後は歩行を開始して術後リハビリテーションを開始する．

c) 第3病日～術後1週間

この期に無気肺となるのは，低ピークフロー値の気腫性肺で喀出能力が低下した症例である．血液中の好中球数が減少し，炎症が軽快する時期であるため，肺炎などの兆候がなく，発熱，好中球数増加，CRP上昇が続く場合には，気管支断端瘻の可能性を意識する．気管支断端瘻が強く疑われる場合は胸腔チューブを再挿入する．低蛋白血症や無気肺・肺炎による気管支循環の障害は創傷治癒を遷延させ気管支断端瘻の誘因となるため，適切な対応を要する．また，肺血栓塞栓症の発症が多い時期である．

d) 術後1～3週間

体力が回復し，退院が可能となる時期であるが，遅発性の気管支断端瘻，膿胸が発症する時期でもある．咳嗽，喀痰，血性痰，発熱等が出現した場合には，まず気管支断端瘻を疑い，胸部X線，胸部CT，気管支鏡検査などを行う．

2 主な術後合併症

a) 術後胸腔内出血

術後の胸腔内出血は，リンパ節郭清後の気管支動脈，癒着剝離面，開胸した肋間動静脈等からの出血が多い．時間あたり100 mL以上の出血量で，かつ胸部X線像で血腫陰影を認める場合は，再開胸して止血する．時間あたり200 mL以上では時期を失することなく再開胸する．血性胸水のヘモグロビン濃度は胸腔内出血の診断に役立つことがある．胸腔チューブ内に凝血塊が形成する場合には，出血している可能性が高い．再開胸手術の決定から手術開始まで1時間以上を要することがあるため，迅速な決定，輸血の準備，開始までの循環動態の維持につとめる．

b) 気管支断端瘻

阻血（血流阻害，気管支動脈切離），感染，創傷治癒力低下（糖尿病，ステロイドホルモン，高齢），拙劣なステープラー操作等が原因となる．

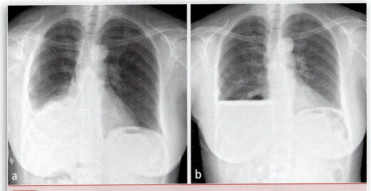

図2　右下葉切除術後の胸部X線像
a：右下葉切除術後第7病日，b：右胸腔内ニボー形成（第8病日）

術後早期（1週間以内）に発生するものと晩期（1週間〜2ヵ月）に発生するものがある．予期せぬ急な咳嗽，喀痰，血痰，発熱，呼吸困難が主な症状である．術後胸水には炎症細胞や種々の炎症性物質が含まれるため，残存肺とくに対側肺に流入すると強い肺傷害を起こす．胸部X線検査で術側の鏡面像（ニボー）形成，液面下降，空気容積の増大等により診断する（図2）．CT検査では残存肺の浸潤影についても確認する．気管支鏡検査にて気管支断端の瘻孔の有無と部位を確認する．気管支瘻が疑われたら，まず対側肺への流入を防止するため術側を下にした体位（側臥位や坐位）とする．胸腔内チューブを胸腔内背部に挿入し，貯留液を持続排除し，気道内流入を防止する．診断が確定したら，再開胸して，断端に余裕があれば追加切除して，再縫合する．さらに，有茎の心膜や肋間筋弁，または有茎大網膜弁を作成して断端に縫着して被覆する．断端の追加切除が不可能な場合は，血流に富む十分な量の有茎組織で被覆する．

c）無気肺

術後無気肺は，予測健側肺1秒量（＝1秒量×健側肺血流比/体表面積）が500 mL以下で，ピークフロー値＜4 L/秒，気腫性変化の強い肺に起こりやすい．術側残存肺の気管支に濃厚な気道分泌物が閉塞して起こる．胸部X線（図3），胸部CT，気管支鏡検査で診断する．予防に

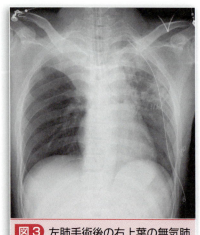

図3 左肺手術後の右上葉の無気肺

は術前の喀痰排出訓練と禁煙の指導，術後の早期離床，呼吸訓練，体位ドレナージなどのリハビリテーションが重要である．術後は蛋白融解酵素や気管支拡張薬を，吸入療法および経口投与して，排痰を容易にする．排痰を促すには除痛が重要で，PCEAや鎮痛薬を使用する．無気肺が発生した場合は，気管支鏡下に貯留物を吸引除去する．自力排痰が不可能な場合は輪状甲状膜切開キット（トラヘルパー）等の留置を検討する．

d) 肺 炎

肺炎は肺機能低下例と高齢者に多い．とくに，術後肺炎は呼吸不全に陥りやすいため，迅速な診断と適切な治療が肝要である．肺炎を疑ったらただちに気道内分泌物と血液の細菌培養を行う．分離菌としては球菌群で *Streptococcus*, *Staphylococcus*, *Neisseria*, *Diplococcus* などが多く，桿菌群では *Klebsiella*, *Serratia*, *Pseudomonas*, *Influenza* などが多い．まず広域スペクトラムの抗菌薬を投与するが，起炎菌が確定したら，感受性のある抗菌薬に切り替える．むやみに無効な薬剤を長期間投与すると菌交代現象が起こり，薬剤耐性菌が現れる危険性がある．

e) 間質性肺炎

2011年の学術調査によれば，33,878例の肺癌手術後の死亡253例の

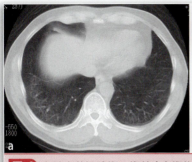 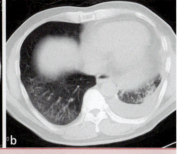

図4 左肺上葉切除術の術前（a）術後（b）胸部CT
右下葉に間質性肺炎の悪化を認める．

　死因の中で間質性肺炎が67例（26％）と最も高く，注意すべき疾患である．術前に診断されていることが多く，手術を契機に時に急性増悪する．治療により一時的に改善しても，再度悪化して肺炎などを併発して不幸な転帰をたどることは珍しくない．高齢者では術後の誤嚥性肺炎も誘因となる．間質性肺炎の悪化により，低酸素血症の進行，$A-aDO_2$の開大，炎症所見の増悪，KL-6，SP-D，LDHの上昇などが認められ，胸部X線像ですりガラス陰影の出現，増悪，浸潤影の出現があれば，ただちに胸部CT検査を行う（図4）．細菌性肺炎，誤嚥性肺炎，薬剤性間質性肺炎，血液製剤による肺障害，うっ血性心不全，急性呼吸窮迫症候群などとの鑑別が重要である．

　治療としては，ステロイドパルス療法，sivelestatの投与，cyclophosphamide（エンドキサン）の投与などが行われるが予後は悪い．呼吸管理は急性呼吸窮迫症候群に準じて行う．

f）急性呼吸窮迫症候群（acute respiratory distress syndrome：ARDS）

　急性呼吸窮迫症候群は種々の原因に起因する肺の急性炎症と透過性亢進を特徴とし，急性呼吸不全と両側性胸部陰影を呈する全身疾患であり致死率は高い．2012年に新しいALI/ARDSの診断基準（The Berlin Definition，表2）が発表され，現在はこの診断基準が用いられている．呼吸器術後のARDSは肺手術後1〜3病日に発症することが多い．急性

表2 ARDSの定義（The Berlin Definition, 2012 JAMA）

	Mild ARDS	Moderate ARDS	Severe ARDS
PaO_2/FiO_2（mmHg）	201〜300	101〜200	100≦
PEEP（cmH_2O）	≧5	≧5	≧10

（追加規定あり）

発症のびまん性炎症性肺傷害があり，肺血管透過性の亢進，肺湿重量の増加，肺含気組織の減少を伴う．呼吸困難，胸部苦悶を訴え，咳嗽，頻呼吸，チアノーゼ，喘鳴を示す．肺水腫になるとピンク色の泡沫状の喀痰を喀出する．血液ガス分析では低酸素血症，胸部X線像では両側性びまん性の浸潤影を認める．気道内浮腫液の好中球数は増加し，蛋白濃度が上昇する．肺動脈楔入圧は正常であり，心原性肺水腫やうっ血性心不全の肺水腫とは区別される．肺コンプライアンスは低下し，シャント率と生理的死腔が増加する．ARDSには肝，腎，消化管等の多臓器障害（不全）を伴うことが多い．原因疾患を治療し呼吸管理を行う．気管内挿管と人工呼吸器による補助呼吸が必要となるが，low tidal volume ventilation（TV＝6 mL/kg, permissive hypercapnea）に呼気終末陽圧呼吸（positive end-expiratory pressure：PEEP）を兼ねた呼吸法の有効性が確立されている．ARDSに対する有効なステロイドホルモン療法はない．また，治療により一時軽快しても肺線維症が進行したり肺炎を併発したりする症例は多く，未だ致死率は高い．

g）肺血栓塞栓症

肺切除術後の肺血栓塞栓症は，肺血管床が減少した術後状態に加えて，血流の良い健側肺を主に障害するために予後不良である（図5）．肺手術後は血栓を形成しやすい状態にあり，主に下肢等における血液のうっ滞が血栓形成の原因となる．静脈血栓は下大静脈域，とくに総腸骨静脈，大腿静脈，骨盤静脈叢に多く発生する．術後体動開始時期に発症することが多い．とくに歩行開始時に廊下やトイレで発症することがあり注意を要する．突然の呼吸困難，胸痛，喘鳴，咳嗽を主症状とし，頻呼吸，頻脈，発汗，チアノーゼなどを呈し，不整脈，血圧低下から心停止となることもある．低酸素血症による過呼吸のため低炭酸ガス血症が併存するのが特徴である．心電図ではST低下を示すことが多い．このような症状があれば肺血栓塞栓症を疑う．バイタルサインが落ち着いて

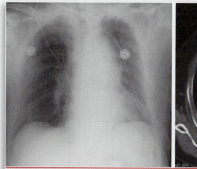
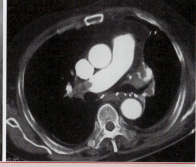

図5 肺血栓塞栓症

73歳男性．左肺上葉切除術後の第1病日夜10時に突然呼吸困難あり，右主肺動脈を閉塞する血栓を認める．肺動脈血栓摘除術を施行して救命した．

いれば肺動脈造影を施行し，造影欠損，肺動脈枝欠損を証明することもできるが，胸部造影CTのほうが容易で有用である．^{99m}Tc-MAA（macroaggregated albumin）を用いた肺血流シンチグラムも画像欠損が認められ有用ではあるが，緊急時の検査とはなりえない．肺血栓塞栓症が疑われた場合にはただちにheparin 5,000単位を静脈内投与し，引き続き強力な抗凝固療法を施行する．主肺動脈に塞栓を認める場合には肺塞栓除去手術を検討する．予防のためには，下肢からの点滴静脈や止血薬の投与を避け，弾性ストッキングや間欠的空気圧迫器を使用し，術直後より下肢挙上と四肢の運動を行うことが重要である．高リスク例には予防的にheparinを投与する．反復例には下大静脈フィルターの挿入を検討する．

h) 乳び胸

胸管がリンパ節郭清など手術操作により損傷されて発症する．経口摂取前にはリンパ流は少なく透明で診断は困難であるが，経口摂取開始後には排液の色が血性胸水から濁った胸水（白い乳びと血性胸水）や黄白色に変化することで発見されることが多い．牛乳などの乳製品を経口摂取すると胸水量が増量する．乳び胸水中の脂肪の測定や，エーテルを加えて胸水が透明化することなどで診断できる．絶食とし中心静脈栄養とするが，低脂肪食で管理できることもある．胸腔ドレナージにて胸膜の

癒着により乳び胸水が止まるのを待つ．改善しない場合は胸膜癒着術を施行する．乳び量が多い場合には手術にて胸管あるいはリンパ管の結紮術を施行する．手術に際しては，術前に乳製品摂取させることにより，瘻孔部より乳びの流出を確認できる．

第 IV 章
腫瘍性疾患

IV 腫瘍性疾患

肺良性腫瘍

　肺の腫瘍性病変は良性悪性を問わず，多彩で，そのことが1つの特徴でもある．

　日本肺癌学会編『肺癌取扱い規約 改訂第7版』の病理診断の項では，肺癌学会分類と世界保健機関（WHO）分類が対比される形で記載されている．肺癌学会分類をもとに肺良性疾患を引用すると以下のようになる．

A. 良性上皮性腫瘍
　1. 乳頭腫　さらに3亜型を記載
　2. 腺腫　　5亜型を記載
B. 軟部組織腫瘍　9亜型を記載
C. その他の腫瘍　7亜型を記載（この中に過誤腫，硬化性血管腫が含まれる）
D. リンパ組織増殖性疾患　4亜型を記載
E. 2次性腫瘍
F. 分類不能腫瘍
G. 腫瘍類似病変　12亜型を記載

　これらの病理学的詳細は成書を参照されたい．これらの中で，臨床的に呼吸器外科医が遭遇する頻度の高いものとして過誤腫があり，次いで，硬化性血管腫がある．

　2001〜2011年までの11年間の胸部外科学会学術調査では，呼吸器外科手術619,188例中，良性肺腫瘍が10,285例（1.66％）であった．うち過誤腫は4,844例で良性腫瘍の47.1％，呼吸器外科手術の0.78％を占めている．硬化性血管腫については2007年以降，学術調査の対象となっている．その頻度は5年間で486例であり，同時期の良性腫瘍の12.3％，全呼吸器外科手術症例の0.15％を占めている．

　肺過誤腫，硬化性血管腫ともに，検診やCTなどで偶然，胸部異常陰影として発見されることが多い．緩徐であるが，増大傾向を示すことも経験されており，肺癌との鑑別診断を目的に肺切除が行われ，病理診

で確定することが多い．また，過誤腫の場合，中枢気道に病変を有する場合もある．この場合は気道狭窄症状を呈することがあるため，気管支インターベンションの対象となる．

2 肺悪性腫瘍

　肺悪性腫瘍とくに肺癌の診断治療の進歩は目覚ましく，基礎的項目から治療までを包括的に記載することは実際的ではない．日本肺癌学会や日本呼吸器外科学会ではホームページ上に新たな改訂点などを順次，更新しているので，それらを参照されたい．

　また，肺の悪性腫瘍には肺癌以外の組織像を示すものも存在するが，紙面の関係で，本項では肺癌のみに限定する．

A. 肺癌の疫学と成因

　日本全体で毎年，7万人以上が肺癌で死亡し，癌死因のトップである．50歳以上で肺癌発症のリスクが急激に増加する．日本人が生涯のうち肺癌に罹患する割合は男性7.4％，女性3.1％と報告されている．

　全世界では130万人が毎年死亡し，増加の傾向にある．日本全体でも肺癌死亡数は増加しているが，喫煙の低下などに伴い，年齢調整死亡では減少傾向が始まった．年齢調整による癌死亡減少効果は他臓器癌でも同様の傾向にあり，肺癌死亡が癌死因のトップであることに変わりはない．また，非喫煙者に限定しても世界的に肺癌は癌死亡の上位を占めている．

　2014年，国立がん研究センターがん対策情報センターから「2014年がん統計予測」が公表された．これまで，日本のがん統計は，罹患データは4～5年，死亡データは1～2年遅れて公表されていた．諸外国ではこれらの遅れを数学的手法で補正して現時点でのがん統計を予測する短期予測として実施されていた．この方法を用いて，日本でも短期予測が同センターから公表された．それによると2014年の予測がん罹患数では，男性において胃癌90,600，肺癌90,300と，ともにがん全体に占める割合は18％と，肺癌が罹患において胃癌とほぼ同等となっている．今後，罹患において肺癌が胃癌を実数でも凌駕することは確実視してよ

いと思われる．

　肺癌の発生に喫煙が関与していることは明らかであるが，他に，閉塞性肺疾患，クロム，アスベストなどの職業的曝露の関与が知られている．また，肺癌の既往や家族歴も肺癌リスクを高めるとされている．
　一方で癌腫が遺伝子異常に基づく疾患であることも明らかである．喫煙者肺癌と非喫煙者肺癌では遺伝子異常のプロファイリングも異なっており，異なる成因，異なる遺伝子異常経路で発がん機序が働いていることは間違いない．現在のところ，喫煙者のk-ras，非喫煙者腺癌のEGFR遺伝子異常が知られている．他にEML4-ALKなどの融合遺伝子異常も頻度は低いが報告されはじめた．分子標的薬の導入に伴い治療成績が改善してきており，従来の視点とは異なった視点，すなわち，遺伝子異常から肺癌を分類治療する視点も今後必要とされている．

B. 肺癌の症状

　肺癌に特異的な症状はない．咳嗽，喀痰，血痰，発熱，呼吸困難，胸痛などの呼吸器症状と転移巣による症状などがある．

C. 診断と治療に必要な検査

　肺癌が疑われた場合，確定診断のための検査，病期診断のための検査，および治療法を選択するうえ必要とされる心肺機能検査が必要となる．
　具体的には，DLcoも含めた精密肺機能検査，心電図，心エコーなどの心肺機能検査，PET，造影CT，頭部MRI（PET施行不可能な場合には，骨シンチおよび腹部造影CT）などの画像診断のための検査，経気管支生検，経皮生検，胸腔鏡下生検，開胸生検などの病理診断のための検査がある．
　経皮生検は空気塞栓，腫瘍細胞の播種，気胸などの合併症の併発の可能性があるため適応を慎重に考慮し適切なICが必要である．
　PETに関しては，肺癌の質的画像診断としてはCTより高い診断能を持つとされているが，1 cm以下の病変の場合や，カルチノイド，肺胞

上皮癌などでは偽陰性となりやすい．また肉芽腫の場合，偽陽性となる．あくまでも補助診断としては有用であるというレベルである．このことは PET によるリンパ節転移診断においても同様である．一方で M 因子検索のための PET は推奨されており，とくに骨転移に対しては骨シンチよりも推奨されている．なお，日本肺癌学会肺癌診療ガイドライン・病期診断 2013 年版では，原発巣が 2 cm 以下で consolidation の比率が 25％以下の場合には PET および頭部 MRI は省略してもよいとされている．

リンパ節転移の有無や単発性の遠隔転移の存在の有無により治療法が異なる可能性がある場合には，EBUS-TBNA や他の病理学的診断法により確認する必要がある．

D. 病理診断分類

肺腫瘍の組織型は，多彩であることに加えてさまざまなマーカーや遺伝子検索の進歩，CT による早期肺腺癌の知見の積み重ねにより，その分類が大きく変化した．古い教科書では肺癌の 4 大組織型として扁平上皮癌，腺癌，大細胞癌，小細胞癌とされていたが，現在の呼吸器外科臨床でも，新しい知見に基づいた診療が要求されている．

すべてを俯瞰しうる教科書的記載が，肺癌取扱い規約も含めていまだにないのが 2014 年時点の現状なので，肺癌組織分類に関する基本的報告を最初に記載し，その変更点と要点を述べる．

1 1999 年の WHO 第 3 版

要点は以下のごとくである．
1) 前浸潤性病変である以下のものを追加：異型成・上皮内癌 / 異型腺腫様過形成 / びまん性特発性肺神経内分泌細胞過形成
2) 腺癌分類の亜型 → のちに 2011 年改訂でさらに詳細に変更
3) 神経内分泌腫瘍の概念を確立．以下のものを一連のものとした．
   Low-grade：定型カルチノイド，intermediate-grade：非定型カルチノイド，high-grade：大細胞神経内分泌癌（LCNEC），小細胞癌

4) 肉腫様成分を含む癌を1つの分類に．→ さらに2004年の分類で，最終的に肉腫様癌と名称変更．5つの亜型（多形癌，紡錘細胞癌，巨細胞癌，癌肉腫，肺芽腫）となった．

注-1) LCNEC：神経内分泌分化を示す大細胞癌．類器官構造，索状，ロゼット様，柵状構造など．神経内分泌マーカーで陽性であることを確認する必要がある．

注-2) 多用される肺の神経内分泌マーカー：Chromogranin A, Synaptophisin

注-3) 多形癌：簡単にいうと非小細胞癌の中に肉腫様成分を認めるもの．

注-4) 巨細胞癌は第2版では，大細胞癌に分類，癌肉腫および肺芽腫は上皮性腫瘍とは考えられていなかったが，間葉系形質を獲得した癌腫であることが判明した．

2 2011年のIASLC/ATS/ERSによる肺癌新国際分類

さらに，2011年IASLC/ATS/ERSによる肺癌新国際分類では腺癌に関する大きな改訂がなされた．予後・治療成績との関連や遺伝子異常との関連を意識して作成されたものである．呼吸器外科医も把握しておくべき事項である．主な改訂点は以下のごとくである．

1) 細気管支肺胞上皮癌（BAC）が診断名から外れ，上皮内腺癌（AIS）の概念が導入された．これらは腫瘍径3 cm以下に限定される．
2) 同様に微小浸潤性腺癌（MIA）の概念も導入された．浸潤部位は5 mm以下である．EGFR遺伝子変異を有することが多い．
3) 浸潤性腺癌の亜型として，増殖パターンの優先度分類がなされた．これらには，乳頭・腺房・充実・置換性・微小乳頭状の5亜型が存在する．
   注）微小乳頭状は5%以下であっても予後不良であると報告されている．
4) 粘液産生性腺癌は浸潤性粘液腺癌として扱われる．従来のmucinous BACがこれに該当する．K-ras遺伝子変異を有することが多い．

今後は，治療法や薬剤を選択する視点から肺癌を組織型で分ける時代から遺伝子異常で分ける時代に移行しつつあると考えてよいであろう．

3 国際対がん連合(UICC)-TNM分類

現在運用されているものは2009年に出版され2010年から運用されている第7版である．なお，肺癌TNM分類は10年ごとに改訂されることになっている．

表1 肺癌のTNM分類（概要）

T因子
TX ：原発腫瘍の存在が同定できないか，もしくは喀痰や気道内分泌液内に悪性細胞が存在する．
Tis ：上皮内癌
T1 ：腫瘍の最大径が30 mm未満で，pl0，かつ腫瘍の浸潤が葉気管支より中枢に及ばない．
さらに2 cm以下をT1a，3 cm以下をT1bとする．
T2 ：腫瘍の胸膜浸潤がある．(pl1-2)
腫瘍の最大径が3 cmを超えるが7 cm以下である．
腫瘍の浸潤が葉気管支を超えるが気管分岐部より2 cm以上離れている．
無気肺が肺門に及ぶが一側肺全体に及ばない．
さらに3 cmを超え，5 cm以下の場合T2a，5 cmを超え7 cm以下をT2bとする．
T3 ：腫瘍の最大径が7 cmを超える．
次のいずれかの部位（胸壁，横隔膜，横隔神経，縦隔胸膜，心膜）に直接浸潤する．
腫瘍の浸潤が気管分岐部より2 cm以内であるが気管分岐部に及ばない．
無気肺が一側肺全体に及ぶ．
同一肺葉内に転移性結節が存在する．
T4 ：次のいずれかの部位に浸潤する．（縦隔，心臓，大血管，気管，反回神経，食道，椎体，気管分岐部）
同側別肺葉内に転移性腫瘍がみられる．

N因子
NX ：所属リンパ節転移が判定できない．
N0 ：所属リンパ節転移なし．
N1 ：同側肺内，肺門リンパ節転移がある．
N2 ：同側縦隔リンパ節に転移がある．
N3 ：対側肺門縦隔リンパ節，頸部リンパ節のいずれかに転移がある．

M因子
MX ：遠隔転移が判定できない．
M0 ：遠隔転移なし
M1a ：対側肺転移，胸膜結節，悪性胸水，悪性心囊液がある．
M1b ：他臓器への遠隔転移あり．

2 肺悪性腫瘍

肺癌の TNM 分類はそれのみでベッドサイド用の小冊子が普及しているので，本項ではその詳細は割愛し，概要を表1に示す．TNM の評価の組み合わせによる stage 分類は表2のようになる．注意事項を以下に補足する．

注-1：adenocarcinoma in situ は Tis と表記してもよいか，adenocarcinoma in situ, N0M0 は stage 0 か？　扁平上皮癌とまったく同じであれば，分類表記は Tis, stage 0 となるはずであるが，実際には Tis とはされず，T 因子は T1a, stage も stage IA として運用されているのが 2014 年時点の現状である．上皮内癌でありながら，stage 0 としないのは全臓器で肺腺癌のみである．今後，議論が深まり，新しい運用がされる可能性があるので注意が必要である．

注-2：TNM 以外の予後不良因子としては，PET SUVmax，CEA，labeling index，マイクロパピラリー成分の有無などが普遍的である．

注-3：画像上すりガラス陰影（GGO）を示す部位は予後に関係せず，充実性部分の大きさが予後と相関するという報告がなされている．このため次回の TNM 分類改訂に向けて，これらを踏まえた討論がなされている．

注-4：肺以外の臓器ではリンパ節転移の個数が予後と相関することが多い．肺癌でも同様の解析も報告されており，現在の N 因子の定義が

表2　肺癌の TNM 分類

		N0	N1	N2	N3	M1 a	M1 b
T1	a	IA	IIA	IIIA	IIIB	IV	IV
	b						
T2	a	IB	IIA	IIIA	IIIB	IV	IV
	b	IIA	IIB				
T3		IIB	IIIA	IIIA	IIIB	IV	IV
T4		IIIA	IIIA	IIIB	IIIB	IV	IV
M1	a	IV	IV	IV	IV		
	b						

E. 肺癌における手術適応

肺癌例における手術適応を理解するうえで，その根拠となりうる重要な資料が報告されている．

日本肺癌学会肺癌登録事業では，外科治療を行った場合と外科療法以外の治療法によるステージ別の生存曲線（図1）を報告している．

同一のステージの生存率を比較することにより，外科療法の治療成績が良好な場合には外科療法を，そうでない場合に，外科療法以外の治療法を選択することになる．

日本肺癌学会肺癌診療ガイドラインから，肺癌の手術適応の要点を抜粋する．

1) 臨床病期 I-II 期の非小細胞癌は，世界のいかなる地域においても切除が標準治療である．
2) 肺葉切除以上の切除が薦められるが，一部の症例では区域切除などを積極的に縮小手術を考慮してもよい．
3) 機能的に肺葉切除以上の切除が困難な症例では消極的に縮小手術を考慮してもよい．

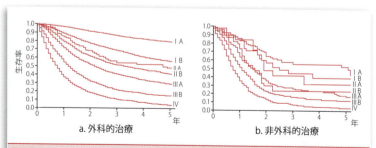

図1 日本肺癌学会登録事業による治療法別肺癌生存曲線

同一ステージの生存率を比較することにより，外科療法の治療成績が良好な場合には外科療法を，そうでない場合に，外科療法以外の治療法を選択することになる．

(Sawabata N et al, J Thorac Oncol 5：1369-1375, 2010 より)

4) 臨床病期 IIIA 期の症例には外科切除単独療法のみは推奨されず，集学的治療を考慮する．
5) N2 は，組織学的に確認するようにする．
6) 臨床病期 IIIAN2 非小細胞癌には導入療法後に切除を検討してもよい．
7) 臨床病期 IIIA T4N0-1 非小細胞癌には外科切除を考慮してもよい．
8) T3N0-1M0 の胸壁浸潤，横隔膜浸潤，心膜浸潤肺癌にはそれぞれの合併切除を検討する．
9) 同一肺葉内結節を伴う N0 症例は切除を行う．

f. 肺癌例の外科治療成績

2004 年の肺癌登録合同委員会報告が，最近の日本の治療成績を反映しているので，ベッドサイドでも有用である．「2004 年肺癌外科切除例の全国集計に関する報告」（日呼外会誌 25：107-23, 2011）で示された治療成績を，表3〜7 および図2, 3 に示す．

表3 肺癌切除例全例の生存率

年	N	1Y (%)	2Y (%)	3Y (%)	4Y (%)	5Y (%)
2004	11,663	92.3	84.4	78.6	73.1	69.6
1999	13,344	87.9	77.5	70.3	65.3	61.6
1996	7,238	84.1	71.3	62.3	56.1	51.9

表4 性別にみた肺癌例の生存率

年	性別	N	1Y (%)	2Y (%)	3Y (%)	4Y (%)	5Y (%)
2004	男性	7,369	89.6	79.5	72.7	67.3	63.0
	女性	4,294	97.0	92.7	88.6	84.5	80.9
1999	男性	8,878	85.0	73.1	65.2	59.6	55.0
	女性	4,334	93.7	86.4	80.9	77.1	74.2
1996	男性	5,029	81.2	67.9	58.6	52.4	48.0
	女性	2,150	91.0	78.8	71.0	65.0	61.0

表5 組織型別にみた生存率

組織型	N	1Y(%)	2Y(%)	3Y(%)	4Y(%)	5Y(%)
Small cell carcinoma	243	90.3	64.8	58.6	53.7	52.6
Squamous cell carcinoma	2,600	87.3	77.3	69.3	63.3	59.1
Adenocarcinoma	7,921	95.0	88.7	83.6	79.1	74.9
Large cell carcinoma	387	81.6	68.6	64.2	56.7	53.3
Adenosquamous cell carcinoma	225	84.7	69.3	59.8	55.4	50.8

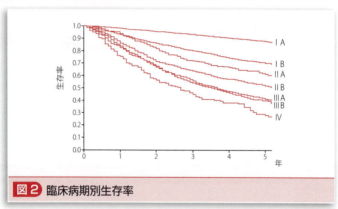

図2 臨床病期別生存率

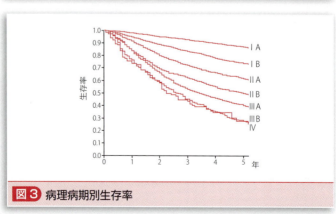

図3 病理病期別生存率

表6 肺癌例における術前併存疾患

併存疾患（重複あり）	2004 N	1999 N
喫煙歴（術前1ヵ月以内）		1,871
肥満（BMI：30以上）	77	75
脳神経疾患（登録医判断）	407	324
慢性閉塞性肺疾患（$FEV_1\%$：40％以下）	164	309
間質性肺炎（胸部CTで明らかな間質性肺炎像）	267	239
虚血性心疾患（負荷心電図陽性）	328	422
腎障害（血清クレアチニン 2.0 g/dL以上）	74	73
肝硬変（Child-Turcotte分類B以上）	54	38
糖尿病（HbA1c：8.0％以上）	390	449
貧血（Hb 8 g/dL以上）	11	26
1年以内の他の悪性疾患の治療	358	
自己免疫性疾患（治療歴のあるもの）		80
その他	1,421	

G. Future indications

前述した肺癌手術適応からは逸脱するが，その外科治療成績から切除を検討する価値があると考えられるものを2つ列記する．

1 Single station N2 症例

日本呼吸器外科学会集計事業で single station N2 症例の治療成績が公表されている．肺癌学会などでのコメントは確立していないが，その生存率（図4）から，切除を検討する価値があると考える．

前述したように，次回のTNM分類改訂では，リンパ節の転移個数に

表7 肺癌手術30日以内の死亡率

	2004		1999		1994	
	N	%	N	%	N	%
術死(30日以内)	48	0.4	123	0.9	101	1.4
院内死(31日以後)	46	0.4	146	1.1	122	1.7
肺癌死	2,417	20.7	3,397	25.4	2,635	35.6
他病死	570	4.9	680	5.1	461	6.2
他癌死	215	1.8	183	1.4	124	1.7
不明死	87	0.7	272	1.9	148	20.0
不明	42	0.4	8,543	64.2	655	8.9
生存	8,238	71.4			3,147	42.6
合計	11,663	100.0	13,344	100.0	7,393	100.0

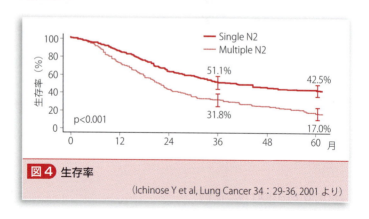

図4 生存率

(Ichinose Y et al, Lung Cancer 34:29-36, 2001 より)

　より新しい肺癌のTNM分類となる可能性がある．その場合，single station N2 症例は，N2 ではなく分類される可能性が指摘されている．

2 7 cm を超える T3N1M0 stage IIIA 症例

　原発巣の大きさが 7 cm を超えると T3 症例に分類される．これらの症例のうち，N1 症例は stage IIIA に分類されるが，最近，アメリカから National Cancer Data Base を用いた大規模な retrospective cohort 研究が報告された（Ann Thorac Surg 97：1149-55, 2014）．この報告においても，外科治療を施行した群が外科治療以外の群と比較し，明らかに予後良好であった．これらのことから，7 cm を超える T3N1M0 stage IIIA 症例は切除を検討する意義がある可能性がある．また，新しい肺癌 TNM 分類では stage IIIA から除外され，stage IIB となる可能性を有している．

H. 遺伝子診断

　日本肺癌学会などから肺癌の遺伝子診断のためのガイドラインが発表されており，薬物治療を行う場合には必須である．外科療法が目的の場合には必ずしも対象とはならないが，再発時には，切除時の標本の検索が必要となるために標本の処理などには注意を要する．
　要点を簡単にまとめると以下のようになる．
1) ホルマリンは，酸性で DNA の断片化を生じるため，長時間の固定標本は遺伝子検索に適さない．ホルマリンの固定は 48 時間未満とする．
2) 脱灰操作は DNA の断片化を生じるため，脱灰操作後の骨転移病変の標本は遺伝子検索に適さない．
3) 遺伝子検査は必ず，腫瘍細胞が含まれることが確認された検体で行う．
4) 現時点では，EGFR 遺伝子変異，ALK 融合遺伝子について，薬物療法を考慮している場合が対象となる．微量な検体では遺伝子検索を行ってもよい．
5) 性別，喫煙歴，人種などの理由で検査を行わない根拠とはならない．

なお，EGFR 遺伝子変異に関しては，健康保険で必要に応じて，複数回の検査が認められるようになった．

I. 外科切除標本の取扱い

外科切除例においても再発時に遺伝子異常の情報を提供する必要があるため，外科切除標本の処理においては遺伝子検索のために確実に腫瘍組織を採取するという観点と病理組織診断に支障をきたさないような標本採取の方法が，日本肺癌学会などから求められている．

具体的には
1) 手術標本をホルマリンなどで伸展固定する．
2) 標本に割を入れる場合には胸膜浸潤部位を避ける．
3) 腫瘍の最大径が小さくなるような割は入れない．
4) 穿刺生検による採取も考慮する．ただし，確実に腫瘍の採取ができる場合に限る．
5) 標本の固定は24～48時間以内を厳守する．

J. 術後化学療法

肺癌切除例においては病理病期に基づいて術後化学療法の要否などを説明する義務がある．ただし，その予後改善効果は5年生存率で5～10％前後であり，化学療法による副作用死亡が1％程度にみられるなどの説明も忘れてはならない．

広く一般的には，術後病理病期T1bN0M0およびIB期症例に対してはtegafur-uracil配合剤療法が，術後病理病期II・IIIA期症例にはcisplatin併用化学療法が行われることが多い．

K. 多発肺癌

肺癌例の診断・治療法の進歩に伴い，早期例，治癒例が増加し，多発肺癌症例の診断機会が増加している．

①**多発肺癌の頻度**：腺癌の場合5％前後，重喫煙歴を有する扁平上皮癌症例の場合15％前後といわれている．

②多発癌の定義（Warren & Gateの定義）

a）組織型が異なる
b）病変に上皮内癌病変を含む
c）共通のリンパ経路に転移を有さない

が有名で，広く用いられている．a），b）のいずれかであれば診断は容易である．そうでない場合でも c）を参考にする．この定義では，扁平上皮癌の上皮内癌成分が前提となっている．昨今は，pure GGO の多くは adenocarcinoma in situ に該当すると考える人間も多くなっているが，これを Warren & Gate の上皮内癌と同義とするか否かに関しては，定まっていない．

L. GGO 病変の取扱いについて

基本的には，増大傾向のある場合，充実性成分が出現した場合に切除の対象となる．肺癌切除例の検討では，GGO を含む病変では，充実性病変の大きさが予後との相関が良好であったことが報告されている．また，pure GGO の経過観察では8割近くの病変が変化が無かったという報告がされるようになった．GGO が多発する症例が時折みられることなどから，真に，治療の対象となる病変を見極めることが重要である．CT 検診学会のガイドラインを参照のこと．

M. 小細胞肺癌に対する外科治療の考え方

歴史的な経緯をたどると，小細胞癌の術後成績が極めて不良であった時代があり，その一方で，1980 年代に化学療法の発達で，かなりの奏効率を達成したことから，一時期，小細胞癌は化学療法の適応と内科領域で謳われた．しかし，その再発様式を検討すると，原発巣を含めた肺局所の再発がかなりの比率を占めていたため，小細胞肺癌では，化学療法単独ではなく放射線化学療法が行われることが多い．すなわち，全身療法のみではなく，局所療法を併用するという考え方であり，一部の小細胞肺癌に対しては，外科療法を含む治療が種々のガイドラインで推奨されている．

NCCN のガイドラインでは，臨床病期 I 期（cT1-2N0M0）と診断さ

れた小細胞肺癌患者には切除を考慮してもよいと記載されている．同ガイドラインでは，リンパ節郭清を含めたステージングが要求され，リンパ節転移がない症例では，術後，化学療法単独の adjuvant 治療が，リンパ節転移が認められた症例では，化学療法と縦隔照射の同時併用による術後治療を行うべきとされている．さらに，完全切除が行い得た症例には，術後補助療法完了後に，予防的全脳照射（prophylactic cranial irradiation：PCI）を考慮すべきと記載されている．

■参考文献

1) Histological typing of lung tumors, 2nd edition. Geneva：WHO, 1981
2) Histological typing of lung and pleural tumors, 3rd edition. Geneva：WHO, 1999
3) Pathology and Genetics Tumours of the Lung, Pleura, Thymus and Heart（IARC WHO Classification of Tumours）Geneva：WHO, 2004
4) IASLC/ATS/ERS International multidisciplinary classification of lung adenocarcinoma：JTO **6**：244-285, 2011

3 悪性胸膜中皮腫

A. 疾患の概要

1 概念

　悪性胸膜中皮腫は，胸腔内面を覆う一層の中皮細胞から発生する難治性腫瘍であり，アスベスト（石綿）吸入が発生に密接に関係している．腹膜，心囊，精囊などからも発生するが，胸膜発生の頻度が最も高い．また，胸膜に沿った伸展をする特殊な悪性腫瘍である（図5）．

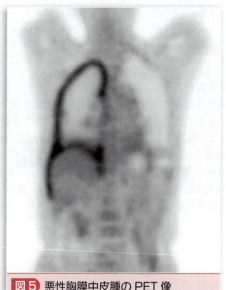

図5 悪性胸膜中皮腫の PET 像
胸膜に沿った進展が特徴的である．

2 疫学と予後

元来,本邦ではアスベストは産出されず,輸入に伴って発生した悪性疾患である.先進国間で最も本邦の規制が遅れ,石綿の使用が原則禁止されたのは 2004 年であった.

石綿の曝露から発症まで平均 40 年とされている.現在日本全国で年間 1,000 例の発症があると推定されており,本邦における発症のピークは 2030 年前後で年間 5,000 人に上ると推定されている.アスベストの曝露が低濃度,短期間でも発症することが知られており,アスベスト工場周囲住民の発症や家庭内での仕事着の洗濯が原因による主婦の発症などが知られている.

2001〜2011 年までの 11 年間の胸部外科学会学術調査では,呼吸器外科手術 619,188 例中悪性中皮腫は 4,097 例で全呼吸器外科手術症例の 0.66 % を占めていた.全生存期間の中央値は約 1 年とされ,2 年生存率は約 30 % 程度とされる.組織分類は予後を反映し,肉腫型の予後が最も悪い.無治療での中間生存期間は上皮型が 11 ヵ月,二相型が 10 ヵ月,肉腫型が 5 ヵ月である.

3 公的支援

このような背景から,中皮腫は公的補助の対象疾患となっており,労災または石綿健康被害救済法で補償される.職業曝露歴のある場合には労災として,また,職業曝露歴がなくても,中皮腫と診断された場合には独立行政法人環境再生保全機構が対応窓口となり,石綿健康被害救済法により医療補助が受けられる.申請に際しては石綿小体の定量やプラーク画像の提出などが必要となる.石綿小体の定量が求められるが,各病院,各個人では困難なことが多く,その場合,窓口に申し出れば,各地方の労災病院など測定可能施設を紹介されることが多い.

B. 診断と治療

1 診断

悪性中皮腫に特異的な自覚症状はないが，繰り返す胸水貯留や胸膜肥厚，血胸，気胸などが契機となって発見されることが多い．

診断に関しては，日本肺癌学会中皮腫ガイドライン小委員会から悪性胸膜中皮腫病理診断の手引きが公表されており，肺癌学会のホームページから閲覧可能である．

悪性中皮腫が疑われた場合，胸腔穿刺による細胞診や胸膜生検による確定診断が必要である．胸腔鏡は本疾患の診断に重要で，日本では針生検は推奨されていない．一方で開胸生検は播種の可能性があるため，胸膜が癒着し胸腔鏡が行えない場合のみ，小切開で生検を行う．確定診断のための皮膚切開は，その後想定される手術の切開線上に設置した単一ポートからの胸腔鏡検査が推奨されている．また，組織分類は予後を反映し，肉腫型の予後が最も悪い．

中皮腫の組織分類はWHO 2004の分類に準拠することが推奨される．病理診断は組織型（上皮型・肉腫型・二相型）を記載し，亜型分類はコメントとして記載することが推奨される．診断にあたっては，カルシトニンなど免疫染色が必須である．

悪性中皮腫のTNM分類を**表8**に，病期分類を**表9**に示す．

2 手術療法

手術の目標は肉眼的完全切除を達成することとされており，胸膜と腫瘍のすべてを肉眼的に切除する胸膜切除/肺剝皮術（pleurectomy/decortication：P/D）と，胸膜，肺および横隔膜，心膜を含め一塊として切除する胸膜肺全摘術（extrapleural pneumonectomy：EPP）がある．ともに，縦隔リンパ節サンプリングが薦められている．P/D，EPPのいずれにおいても腫瘍の完全切除は達成されないと考えられている．肉腫型は予後不良で切除の対象とならない．EPPの場合，術後50〜60 Gyの補助放射線治療が薦められる．

MARS試験（Mesothelioma and Radical surgery；Lancet Oncol, 12：

表8 悪性中皮腫の TNM 分類

T　原発腫瘍
TX　原発腫瘍の評価が不可能である
T0　原発腫瘍を認めない
T1　腫瘍が同側の壁側胸膜に限局している(縦隔胸膜や横隔胸膜の腫瘍の有無は問わない)
T1a　臓側胸膜に腫瘍を認めない
T1b　臓側胸膜にも腫瘍を認める
T2　腫瘍が同側の各胸膜面(壁側,縦隔,横隔及び臓側胸膜)にあり,かつ次の条件の一方または両方に該当する:
　- 腫瘍が横隔膜筋層に浸潤している
　- 腫瘍が臓側胸膜直下の肺実質まで進展している
T3　局所的に進行しているが,切除可能な腫瘍と考えられる.腫瘍が同側胸膜のすべての面(壁側,縦隔,横隔および臓側胸膜)に浸潤しており,かつ次の条件の1つまたは複数に該当する:
　- 胸内筋膜への浸潤を認める
　- 縦隔脂肪組織への浸潤を認める
　- 完全に切除可能な孤在性の腫瘍巣が胸壁軟部組織まで進展している
　- 心膜への非貫壁性浸潤を認める
T4　局所的に進行しており,技術的に切除不能な腫瘍である.腫瘍が同側胸膜のすべての表面(壁側,縦隔,横隔および臓側胸膜)に浸潤しており,かつ次の条件の1つまたは複数に該当する:
　- 胸壁内に腫瘍のびまん性進展または多発性腫瘍を認める
　　(肋骨破壊の有無は問わない)
　- 腫瘍が横隔膜を超えて腹膜に直接進展している
　- 腫瘍が対側胸膜に直接進展している
　- 腫瘍が縦隔臓器に直接進展している
　- 腫瘍が脊椎内に直接進展している
　- 腫瘍が心膜の内面を越えて進展している
　　(心嚢水貯留や臓側心膜浸潤の有無は問わない)

N　所属リンパ節
NX　所属リンパ節の評価が不可能である
N0　所属リンパ節への転移を認めない
N1　同側気管支肺リンパ節または肺門リンパ節に転移を認める
N2　気管分岐部リンパ節または同側縦隔リンパ節(同側の内胸リンパ節と横隔膜周囲リンパ節を含む)に転移を認める
N3　対側縦隔リンパ節,対側内胸リンパ節,同側または対側鎖骨上窩リンパ節に転移を認める

M　遠隔転移
M0　遠隔転移を認めない
M1　遠隔転移を認める

表9 悪性中皮腫の病期分類

病期	T	N	M
Ⅰ期	T1	N0	M0
ⅠA期	T1a	N0	M0
ⅠB期	T1b	N0	M0
Ⅱ期	T2	N0	M0
Ⅲ期	T1, T2	N1	M0
	T1, T2	N2	M0
	T3	N0, N1, N2	M0
Ⅳ期	T4	すべてのN	M0
	すべてのT	N3	M0
	すべてのT	すべてのN	M1

763-72, 2011)では,EPPと化学療法単独治療が比較され,外科治療に有益性がなかったとされている.EPPの場合,合併症発生率と死亡率が高いため,P/Dを薦める傾向にある.

EPP,P/Dいずれの術式も,胸膜沿いに剥離を進めるものであり,原理的に surgical margin を malignant cell free とすることは困難で,surgical oncology の大原則とは相いれない.

胸膜悪性中皮腫の外科治療は,専門家の意見の一致をみていないものの代表例といえる.

IV 腫瘍性疾患

4 縦隔腫瘍

A. 疾患の概要

1 定義と概念および疫学・頻度

縦隔に発生する腫瘍性病変の総称で，部位により上縦隔，前縦隔，中縦隔，後縦隔に大別され，部位により好発する疾患が異なる（上縦隔：甲状腺腫，前縦隔：胸腺由来腫瘍，奇形腫，中縦隔：リンパ系腫瘍，心膜囊胞，後縦隔：神経原性腫瘍，消化管囊胞）．

縦隔腫瘍は，心・大血管，気管，迷走神経，横隔神経などに接することが多く，進行して浸潤・転移，圧排をきたした場合，生命予後に関係する．

2001～2011年までの11年間の胸部外科学会学術調査では呼吸器外科手術619,188例中，縦隔腫瘍は40,248例6.5％を占めていた．手術症例における縦隔腫瘍の各組織型別の手術例数と縦隔腫瘍における頻度は胸腺腫16,335例40.6％，胸腺癌2,161例5.4％，胚細胞性腫瘍2,361例5.9％（良性胚細胞性腫瘍1,708例4.2％，悪性胚細胞性腫瘍681例1.7％），神経原性腫瘍5,700例12.6％，囊胞性疾患6,746例16.8％，甲状腺腫1,068例2.7％，リンパ系腫瘍2,273例5.6％であった．胸腺カルチノイドは集計開始になった最近3年間では毎年35～41例程度が切除されていた．これらの手術統計でも明らかなように，縦隔腫瘍で最も頻度の高いものは胸腺腫である．

2 症 状

腫瘍の圧迫・浸潤，さらには合併疾患による症状がみられることがあり，多彩である．一般的な呼吸器症状の他に，以下のような症状がありうる．

1) 上大静脈の閉塞・狭窄によるもの：上大静脈症候群（上半身・顔面のうっ血・浮腫）
2) 消化管の圧迫によるもの：嚥下障害
3) 反回神経麻痺：嗄声
4) 交感神経麻痺：Horner症候群（眼裂狭小，瞳孔縮小・眼球陥没）
5) 胸腺カルチノイド：Cushing症候群
6) 合併する疾患：重症筋無力症，赤芽球癆，その他自己免疫疾患による症状（眼瞼下垂，複視，流涎，嗄声，易疲労感，呼吸困難感，誤嚥，嚥下困難など）．

3 診 断

縦隔に腫瘍性の病変がみられた場合，部位により好発する疾患を念頭におきながら，診断を進める．胸部造影CTは必須である．また，血清学的補助診断として，必要があれば，β-hCG，α-fetoprotein，抗AchR抗体，IL-IIR，網状赤血球，γグロブリン分画，アミラーゼ値などを検索する．

NCCNのガイドラインでは，臨床所見と画像所見から切除可能な胸腺腫であることが強く疑われる場合には外科的生検は避ける，また，胸腺腫が疑われる症例の生検では胸膜を介してのアプローチは避けるべきであるとされている．さらに胸腺腫では，治療前に重症筋無力症の評価を行う．胸腺腫を合併する重症筋無力症ではほぼ例外なくアセチルコリン受容体抗体が陽性であり，また，重症筋無力症症状のない胸腺腫の約20%で同抗体が陽性であることから，胸腺腫症例では同抗体の測定を薦める．

一方，切除不能と推定される胸腺腫や胚細胞性腫瘍が疑われる場合には，生検を行い，診断を確定する．なお，甲状腺機能亢進症に伴う胸腺の過形成が報告されている．この場合ILII-Rも上昇することが多い．甲状腺機能亢進症の治療に伴い画像上の改善がみられることが多いので，注意を要する．

表10 胸腺腫の正岡臨床病期分類

正岡病期	診断基準
I期	肉眼的かつ顕微鏡的に完全に被包されている
II期	(A) 顕微鏡的に被膜を越えて浸潤している (B) 肉眼的に周辺脂肪組織に浸潤している，もしくは肉眼的に縦隔胸膜または心膜への癒着を認めるが，いずれも越えてはいない
III期	肉眼的に周辺臓器（心嚢，大血管，肺）に浸潤している
IV期	(A) 胸膜または心膜への播種を認める (B) リンパ行性または血行性転移を認める

4 胸腺腫瘍の病期分類およびWHOの組織分類

胸腺腫に対しては有名な正岡分類（表10）が世界的に使用されている．なお，本分類は胸腺癌に対して用いても問題ない．

WHOの組織学的分類を表11に示す．胸腺癌に関してはWHO type Cと表記することは稀であり，一般的には胸腺癌とすることが多い．

B. 胸腺腫・胸腺癌の外科治療

1 術式の選択と術後療法

胸腺腫および胸腺癌では胸腺全摘出術と腫瘍の完全切除が原則である．予後に最も強く関与するのは，完全切除か否かであり，隣接臓器浸潤の合併切除などを積極的に考慮する必要がある．すなわち，隣接肺，無名静脈，上大静脈（SVC），転移リンパ節などは通常，合併切除の対象となる．

一方で，胸腺腫では他の一般的腫瘍と異なり，mass reduction surgeryの意義がある．完全切除不能と思われる局所進行例においても外科治療は考慮に値するとされている（NCCNガイドラインに加える形で日本肺癌学会がコメントを追記している）．しかし，胸腺癌ではreduction surgeryは許容されない．

表11　WHOの組織学的分類

型	説明
A型	紡錘形/卵円形の腫瘍性胸腺上皮細胞の集団で構成され，核異型を認めず，非腫瘍性のリンパ球はほとんど認めないか，あっても少数である．
AB型	A型胸腺腫の特徴を有する病巣がリンパ球の豊富な病巣と混在している．
B1型	正常な胸腺皮質と事実上区別できない外観を呈する広い領域と胸腺髄質に類似した領域が混在しており，その点で正常な機能を維持した胸腺組織のようにみえる．
B2型	豊富なリンパ球の中に，腫瘍性上皮成分が小胞状の核と明瞭な核小体を有する大型の円形細胞としてまばらに認められる．血管周囲腔を多く認め，ときに非常に顕著となる． 腫瘍細胞が血管周囲腔を柵状に取り囲む像が認められることもある．
B3型	主に上皮性の円形または多角細胞で構成される胸腺腫の一型であり，異型性はまったくみられないか軽度である．リンパ球成分の混在は少なく，結果として腫瘍性上皮細胞がシート状に増殖している．
C型	明らかな細胞異型を示す胸腺腫瘍（胸腺癌）であり，胸腺に特異的な一連の細胞構造上の特徴はもはや認められず，むしろ他の臓器の癌腫で認められる特徴に類似している．C型胸腺腫では未熟リンパ球は認められず，認められるリンパ球はいずれも成熟したものであり，通常は形質細胞が混在している．

　術後療法としては，I期胸腺腫の完全切除例とI期胸腺癌には術後補助療法は推奨されていない．また，II期胸腺腫に対する術後放射線照射は有益とならないとことを示唆するエビデンスが増えてきている．一方で，周囲臓器への顕微鏡的浸潤を認めたIII期胸腺腫および胸腺癌には，術後照射が推奨されている．非完全切除の場合には放射線治療の追加が推奨される．

2 胸腺腫・胸腺癌の術後経過観察

　NCCNのガイドラインでは明確なエビデンスはないが，その腫瘍動態から，CTによる術後経過観察を最初の2年間は6ヵ月ごとに，その後は年1回行うよう薦めている．胸腺腫の場合には術後10年，胸腺癌の場合には術後5年行う．

3 胸腺腫の治療成績

胸腺腫の治療成績を概観すると，正岡分類Ⅰ〜Ⅲ期では5年生存率が85％，Ⅳ期で65％前後のものが多い．完全切除されたⅠ期胸腺腫の10年生存率は約90％，Ⅱ期では70％である．また，約半数の患者では胸腺腫は死亡に関与しない．しかしながら，約20％の患者では死亡に重症筋無力症が関連すると指摘する報告もある．

胸腺癌の治療成績は5年生存率30〜50％程度と報告されている．また，一般的にカルチノイド腫瘍の治療成績は通常の癌腫と比較し予後は良好であるとされている．しかし，胸腺カルチノイドは肺のカルチノイドと比較し，予後は不良である．

C. 縦隔胚細胞性腫瘍とその他の縦隔腫瘍の治療

1 縦隔胚細胞性腫瘍

胚細胞性腫瘍は，精上皮腫，非精上皮腫に分けられる．精上皮腫は，放射線，化学療法の効果が期待できる．非精上皮腫には，奇形種などの良性腫瘍のほか，悪性腫瘍として，卵黄囊腫瘍，絨毛癌，胎児性癌などがある．非精上皮腫の悪性腫瘍は予後不良である．特異的な腫瘍マーカーとして，卵黄囊腫瘍ではα-fetoprotein，絨毛癌ではβ-hCGが知られており，異常高値を示すことが多い．治療の基本は化学療法であり，BEP（bleomycin + etoposide + cisplatin）療法を行い，腫瘍マーカーが正常化し再上昇しなければ残存腫瘍切除を考慮する．腫瘍マーカーが正常化しない場合や再上昇する場合には，救援化学療法としてVeIP（vinblastine + ifosfamide + cisplatin）療法を行う．骨髄移植を伴う大量化学療法に関しては，その有効性は証明されず最近は行われないようになってきている．

2 その他の縦隔腫瘍

胸腺腫・胸腺癌，胚細胞性腫瘍を除く縦隔腫瘍の多くは先天性囊胞あるいは神経原性腫瘍などが多く，良性疾患が多い．発生部位によっては

周囲組織，臓器の圧排で重篤な症状を呈するようになることもあるため，外科的切除が治療の基本である．

D. 重症筋無力症に対する胸腺摘出術

1 頻 度

2001～2011年までの11年間の胸部外科学会学術調査では，重症筋無力症に対する胸腺摘出術は6,179例に施行されていた．また，胸腺腫を伴う重症筋無力症に対する胸腺摘出術施行例は2,864例であった．

2 病態および関与抗体

重症筋無力症の病態は神経筋接合部における伝達障害である．伝達障害は主として抗体によって発生する．現在，AchR抗体，Musk抗体，LRP4抗体が知られている．AchR抗体は補体を活性化し，シナプスを破壊すると考えられている．

重症筋無力症に対する胸腺摘出術は，胸腺での抗体産生の停止と抗体産生B細胞の分化成熟の場の除去により病態を改善する目的で行われる．

3 重症筋無力症に対する胸腺摘出術の適応

重症筋無力症に対する胸腺摘出術の適応は，胸腺腫合併の有無，発症年齢，AchR，Musk抗体の有無により決定する．胸腺腫を合併した場合，年齢，抗体産生の有無によらず，手術適応である．拡大胸腺および摘出胸腺腫摘出術を行う．

胸腺腫を合併しないAChR抗体陽性重症筋無力症例では，眼筋型では自然寛解があるが，抗体価が30 nmol/L以上の場合には全身型への移行の可能性があり，手術を考慮する．一方，全身型，60歳以下は手術のよい適応となる．高齢者では胸腺が萎縮しているため，手術による寛解は低くなるが，手術により軽快する症例もある．シナプスの破壊が進む前に治療を行うべく，発症後，早期の手術が望ましい．

IV 腫瘍性疾患

一方,胸腺腫を合併しない Musk 抗体陽性例では,胸腺に病理学的変化は乏しく,手術の効果はないとするものが多い.

4 薬剤の相互作用

薬物の作用などにより,重症筋無力症では,症状の増悪やクリーゼをきたすことがある.このため,投与する薬剤の安全性を随時,確認する必要がある.禁忌薬としてアミノグリコシド系抗菌薬,筋弛緩薬などが,慎重使用として NSAIDs などがある.

5 胸壁腫瘍，骨・軟部腫瘍

A. 疾患の概要

1 定義と概念

　胸壁腫瘍は骨性胸壁から発生する腫瘍と軟部組織に由来する腫瘍からなる．骨性胸郭を構成するものとしては肋骨，胸骨，肩甲骨，鎖骨などがある．施設により，整形外科，乳腺内分泌外科などとのすみ分けや，分担・協力体制などが異なるため，どの診療科が担当するのか，明確な線引きはない．開胸操作やその後の胸壁再建術，術後管理などのために呼吸器外科医が関与することが多い．

　2001〜2011年までの11年間の胸部外科学会学術調査では，呼吸器外科手術619,188例中，胸壁腫瘍は7,358例1.2%を占めていた．胸壁腫瘍に関して，学会として詳細な調査を行った2009〜2011年までの3年間の集計では，原発性悪性胸壁腫瘍の切除例数は373例（胸壁腫瘍切除例の17%），転移性悪性胸壁腫瘍切除例が724例（同33%），良性胸壁腫瘍が1,097例（同50%）で，良性胸壁腫瘍が半数を占めていた．組織型別の詳細に関しては胸部外科学会では調査は行われていないため，本邦における切除例における組織型別の頻度は明らかではない．

2 疫 学

　頻度の少ない疾患であることに加え，個々のレポートでは検討例数が少なく，大規模かつ長期間にわたる報告はない．複数の成書を参考にすると，良性腫瘍としては，軟骨腫，骨軟骨腫，神経原性腫瘍が，原発性悪性腫瘍としては，軟骨肉腫，骨肉腫，Ewing肉腫の頻度が高い．なお，小児ではEwing肉腫，横紋筋肉腫などが多いのが特徴である．

3 症 状

 胸壁腫瘍の症状としては，腫瘤の触知，疼痛が多い．良性疾患などでは，自覚症状がある症例は少なく，検診により発見される例も少なくない．

B. 治 療

 骨・軟部腫瘍を主体とする胸壁腫瘍の場合，その治療は呼吸器外科医単独よりも，整形外科医や小児外科医，小児腫瘍を専門とする医師との協力のうえに行うことが望ましい．たとえば，日本小児血液・がん学会からは小児がん診療ガイドラインが平成23年に公開されている．この中には骨肉腫やEwing肉腫の章が含まれている．骨肉腫においては，強力かつ長期にわたる化学療法の実施により飛躍的に治療成績が改善しており，胸壁原発の骨肉腫においても化学療法の重要性は普遍である．また，Ewing肉腫においては診断のために免疫染色が薦められている．MIC2遺伝子産物であるCD99が陽性であれば，Ewing肉腫の可能性が高い．さらに，22番染色体上のq12のEWS遺伝子を含む染色体転座によるキメラ遺伝子の証明が診断の根拠となる．さらに，特記すべきこととして，胸壁原発の限局例に対する治療として，全身化学療法を先行することを推奨している．これは胸壁以外の他の部位のEwing肉腫とは異なるガイドライン上の推奨であり，注意を要する．

1 切除範囲

 整形外科的推奨に基づき，3～4 cmの切離縁の確保を目標とする．さらに上下の肋骨，肋間の切除を薦めるものも多い．また，肋骨骨髄内の進展を考え，罹患肋骨においては全長の切除を薦める記載があるものもある．

2 胸壁再建

 部位により，骨性胸壁を切除することにより，そのままでは奇異呼吸

を生じることがある．呼吸に伴う胸腔内圧の変動によって呼気時に胸壁欠損部位が突出し，吸気時に陥没する現象である．極端な場合には，喀痰喀出障害や呼吸不全を生じる．このため，部位に応じて，切除した胸壁の補填・再建が必要となる．肩甲骨とその周囲の筋肉群により覆われる背側では，再建が不要なことが多いが，これに対し，側胸部および前胸部では，欠損部位を覆う組織が皮膚および皮下組織（一部筋組織も）のみとなるため，再建が必要となる．さらに，切除が広範で，肩甲骨の胸腔内陥入を防止する目的で胸壁再建が必要となる場合もある．

　胸壁の欠損部位の再建については，骨性胸郭の欠損に対しては人工物を用いて，皮膚軟部組織の欠損の場合には，筋弁，筋皮弁を用いて再建することが多い．人工物としては2重にしたマーレックスメッシュ，プロリンメッシュなどがよく用いられる．胸壁を再建する場合には，再建部位に骨性胸郭と同様の緊張性を保持することが重要である．術中患部の進展位で体位を取ったまま再建した場合，再建部位を中心とする屈曲体位を取ると再建部位が弛緩することがある．このため，術中に欠損部位の緊張を追加縫合で十分に作るためにはメッシュ材料を用いたほうが容易である．この点が腹壁などに使用する補填材料と大きく異なる視点である．

　大きな胸腔内圧がかかる胸骨を2/3以上切除再建した場合には，上記のメッシュのみでの再建では，奇異呼吸を完全には防止できないことが多い．このため2重にしたメッシュのみでなく，レジン板や骨セメントを併用する方法などが工夫されている．将来的には3Dプリンターを使用したカスタムメイドの胸骨再建手術も考えられる．

　自家組織を用いる場合には，大胸筋，広背筋，腹直筋などの筋弁，さらにこれらに皮膚と皮下組織を連続させたままの筋皮弁などが用いられる．複雑な再建を必要とする場合には形成外科との共同手術も視野に入れておくと手術の幅が広がる．

　横隔膜付着部位の肋骨肋軟骨の切除を要する場合には，横隔膜付着部の再建が必要となる．非吸収性糸で残存胸壁に縫合する．横隔膜は筋組織であり，強い張力や収縮により断裂や出血をきたすことがあるので，フェルトなどを併用すると安全である．

　なお，軟骨肉腫は骨性胸郭原発悪性腫瘍の中で最多で画像上典型的な骨形成像石灰化を示す．ただし，診断のための生検創内の播種を高率に発生するので注意が必要である．また，デスモイド腫瘍は局所の疼痛と

切除後の再発が高率なため,注意が必要である.ダンベル型腫瘍では,胸腔内からのアプローチのみでは完全切除は難しく,後方から椎弓切除のうえ,整形外科的アプローチを併用する必要がある.胸腔内からの神経根の引き抜きや脊柱管内の出血を回避するため通常,整形外科的アプローチを先行することが多い.

第Ⅴ章
気腫性肺疾患

気腫性肺疾患，囊胞性肺疾患の概念

　肺気腫，囊胞，気腔，気管支拡張症などの存在診断には高分解能 CT（HRCT）が使われ，病変は低吸収領域（low attenuation area：LAA）として黒く抜けてみえる．このような部位については，肺体積の測定において，Body box による測定ではその部位の換気の程度によらず空間として認識されるが，He 希釈法による測定では，換気の程度によっては He が到達せず希釈されないため空間として認識されず，肺機能の測定法により大きな差が出ることを知っておく必要がある．さまざまな分類の仕方があるが，ひとまず，気管支拡張症は，気腫性肺疾患，囊胞性肺疾患の分類から除いて解説する．

A. 疾患の分類

　気腫性肺疾患，囊胞性肺疾患を全体的に分類すると，びまん性か，限局性かに大きく分けられる．びまん性の終末気管支より末梢の気腔が肺胞壁の破壊を伴いながら拡大しているものが肺気腫であり，慢性閉塞性肺疾患（chronic obstructive pulmonary disease：COPD）の代表的な基本病態である．同様のびまん性気腫病変としては，気腫合併肺線維症（combined pulmonary fibrosis and emphysema：CPFE）がある．どちらも，喫煙との関係が指摘されている．それに対し，びまん性進行性気腫性肺囊胞は，肺気腫を基礎病変としながら，一部がとくに，肺胞壁の破壊を伴い囊胞化したものと考えられ，びまん性と限局性の中間の疾患である．限局性のものは囊胞性肺疾患と呼ばれる．単発性と多発性があるが，囊胞以外の肺は，ほぼ健常である．囊胞性肺疾患は解剖学的な原因から，気腫性肺囊胞，気管支性肺囊胞，リンパ管性肺囊胞，寄生虫性肺囊胞などに分類される．気腫性肺囊胞にはブラ，ブレブ，巨大囊胞，肺葉性肺気腫やニューマトセル（pneumatocele）が含まれる．肺葉性肺気腫は先天性病変である．ニューマトセルは肺実質内に過膨張気腔が

存在する状態を示し，小児期の *Staphylococcus aureus*, *Streptococcus pneumoniae*, *Haemophilus influenzae* などの感染で生じるものをさすことが多いが，外傷後や人工呼吸による肺実質内の過膨張気腔を示すこともある．気管支性肺囊胞の中に，気管支囊胞，先天性囊胞状腺腫様形成異常（congenital cystic adenomatous malformation：CCAM），肺分画症の一部，気管支閉鎖症，Swyer-James 症候群，肺葉性肺気腫などの先天性病変は主に胎生時の気管支の閉鎖が原因であるとされる．また，全身性疾患と関係する肺囊胞疾患として，関節リウマチの結節の空洞や肺 Langerhans 細胞組織球症，Sjögren 症候群などでも囊胞性変化をみることがある．肺リンパ脈管筋腫症（lymphangioleiomyomatosis：LAM）や，Birt, Hogg, Dubé（BHD）症候群は遺伝子に関係するが，発症は成人以降が多くびまん性ではないが多発性である．

B. 肺気腫

　近年 COPD は「過分泌を伴う中枢気道，末梢気道，肺胞壁の破壊の慢性炎症が基本病態である疾患」という考え方が主流になっている．気腫化の原因は，蛋白分解酵素の亢進，酸化ストレス，アポトーシス，自己免疫という視点から解き明かされようとしている．肺気腫では，びまん性に LAA を認めるが，その程度，分布形式はさまざまである．病理的に，汎小葉型（panlobular type），小葉中心型（centrilobular type），遠位細葉型（distal acinar type）の 3 種類に分類され，典型的な小葉中心型は最も日常診療でみかけるものであり，上葉に多くの LAA がみられる．汎小葉型は全体的に CT 値が低く日本では少ない α_1- アンチトリプシン欠損症と関連するといわれる．COPD の診断は気管支拡張薬吸入後のスパイロメトリーで，1 秒率（$FEV_1\% = FEV_1/FVC$）が 70％未満であれば COPD と診断される．一方，重症度は，予測 1 秒量との比率（$\%FEV_1 = FEV_1/$ 予測 FEV_1）で判断する．$\%FEV_1 \geq 80\%$ がステージ I で，$50\% \leq \%FEV_1 < 80\%$ がステージ II，$30\% \leq \%FEV_1 < 50\%$ がステージ III，$\%FEV_1 < 30\%$ がステージ IV である．治療の主なものは，安定期では①禁煙，②薬剤治療として，吸入型気管支拡張薬（長時間作用型の抗コリン薬と β_2 刺激薬），メチルキサンチン薬，吸入型グルココルチコイド，喀痰調整薬，③インフルエンザワクチン，肺炎球菌ワクチン

の接種，④呼吸器リハビリテーションが推奨されている．また，⑤在宅酸素療法（HOT）によって，生命予後改善だけでなく，生活の質（QOL）の上昇，運動耐容量の改善なども見込まれる．増悪時には，併存疾患なども考慮しながら①入院の適応を検討，②酸素投与，非侵襲的陽圧換気（NPPV），③短時間作用型吸入気管支拡張薬，④メチルキサンチン薬の静脈投与，⑤ステロイド治療，⑥抗菌薬，⑦集中治療室（ICU）入室での人工換気などが施行される．また，外科的治療としては，肺容量減量術（lung volume reduction surgery：LVRS）と肺移植がある．肺気腫に対する切除療法であるLVRSは，外科的治療法の初めての多施設前向き無作為化試験により，上葉に顕著で，かつ運動能力の低いサブグループの肺気腫に対してLVRSが5年以上の長期にわたり，著明に有効なことが示されている[5]．現在，気管支鏡によるLVRSとして，気管支内閉塞器具，気管支内バルブ，気道バイパス法，気道コイル，蒸気や液体の密閉剤などの組織リモデリング等さまざまな方法で実験的に試みがされているが[6]，内視鏡的LVRSは未だ研究段階である．

C. 気腫性囊胞・巨大肺囊胞，気管支性肺囊胞

1 全体像

肺囊胞が片側の胸郭の1/3以上を占めるほど大きくなったものを，とくに巨大肺囊胞と呼ぶ．巨大気腫性肺囊胞は病変の広がりや進行度から，限局性巨大気腫性肺囊胞とびまん性進行性気腫性肺囊胞の2種類に分類し，びまん性肺気腫を合併しない限局性のものでは，周囲肺の気腫化は進行せず，正常肺を圧排するように囊胞が拡大・進展する

2 治療方針

びまん性進行性気腫性肺囊胞の治療は肺気腫に準じるが，LVRSの適応となることも多い．限局性肺囊胞については，多くは経過観察となる．手術適応としては，①現在の気腫性の疾患が大きく，生活に支障があり，切除することにより肺機能の改善が見込めるもの，②感染を繰り返すもの，③破裂し，気胸などになる可能性が高いもの，があげられ

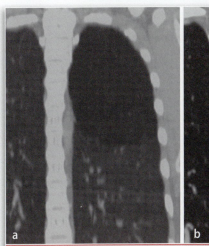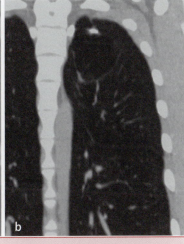

図1 巨大肺囊胞症
囊胞周囲が希薄壁で囲まれた小さなブラを認める症例．**a**：術前．FEV_1 2.76（75%）．胸腔鏡にて，ポリグリコール酸（PGA）シート付きの自動縫合器で巨大ブラ切除した．**b**：術後．ブラはいくらか残存しているが，FEV_1 3.31（90.2%）に改善した．

る．病変が大きな空間を占有していても，肺機能の改善が見込めない気管支閉鎖症や肺動脈の狭小化を伴っている Swyer-James 症候群などは手術の適応にならない．

a）手術適応：①の場合

巨大肺囊胞の切除や肺気腫に対する LVRS，出生直後に呼吸障害を伴う CCAM に対する肺葉切除があげられる．巨大肺囊胞に対する外科的治療は，リスクが低く明らかな改善が見込めることから，病変の進行を予防する目的を含め古くから適応となっていた[1,2]．現在は胸腔鏡下のブラ切除が一般的である．同じ巨大肺囊胞であっても，びまん性進行性気腫性肺囊胞の症例は，肺気腫に対する LVRS と同等の危険性がある．周囲に小さい囊胞がある症例（図1）や，ある程度，頸があり周囲を圧排している症例（図2）では，手術危険度は減少する．手術は胸腔鏡下に施行されることが多い．術後の空気漏れが，単純なブラ切除でも LVRS においても最も重要な問題である．術後の空気漏れを少なくする

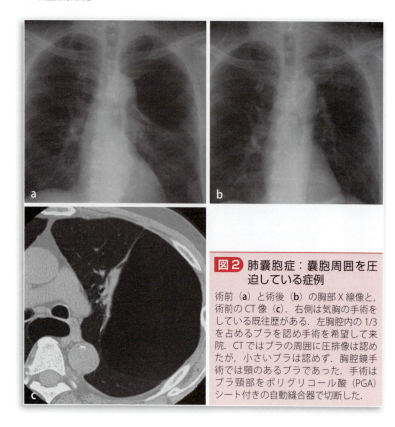

図2 肺嚢胞症：嚢胞周囲を圧迫している症例

術前（a）と術後（b）の胸部X線像と，術前のCT像（c）．右側は気胸の手術をしている既往歴がある．左胸腔内の1/3を占めるブラを認め手術を希望して来院．CTではブラの周囲に圧排像は認めたが，小さいブラは認めず．胸腔鏡手術では頸のあるブラであった．手術はブラ頸部をポリグリコール酸（PGA）シート付きの自動縫合器で切断した．

には，筆者は，なるべく単純な作業にするために，多少健常な肺実質の切除やブラの残存があってもあまり気にせずに被覆材を使用した自動縫合器で直線的にブラを切除している．また，staple on staple を避けるため，ブラが残存した場合でも切断面を交差させることを避けて平行した線で切断する，1本の自動縫合器で無理して多く切断しない等，さまざまな工夫を行っている．胸腔鏡手術ではないが，Cooper教授の原法に準ずる方法が胸腔鏡下手術でもベストではないかと考えている．縫合部被覆材としては，ウシ心膜，ゴアテックス（GORE-TEX），ポリグリコール酸（PGA）シートなどがあるが，現在，本邦ではPGAシートし

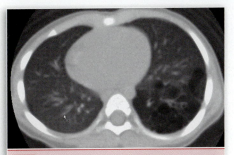

図3 2歳のCCAM I型症例
全身麻酔下にFogartyカテーテルで左側気管支を閉塞, 胸腔鏡補助下に左肺下葉切除を行った. 2歳で呼吸が止まっていないため, やや不鮮明な画像になっている.

か販売されていない. 時に, 巨大肺嚢胞の中に, 感染を契機として, ほぼ完全に消失するものがあることも報告されている[3]. また, 巨大肺嚢胞を経気管支鏡的に治療する試みもなされている[4]. 一方, CCAMは, 片肺に限局したさまざまな嚢胞の形を持つ先天性疾患で, Stoker[7]により, 3つの型に分類されている. I型：1 cm以上の大きさを有する単房性または多房性のもの（図3）. II型：1 cm未満の多房性嚢胞. III型：5 mm未満の多房性の未熟な肺実質性組織を含み, 胎児水腫, 肺低形成を合併していることが多い. III型は予後が不良である. 出生後の他の肺を圧排して呼吸障害を示す症例に対しては通常肺葉切除を行う（図4）.

b) 手術適応：②の場合

肺炎を繰り返すCCAMのI型や気管支性肺嚢胞では, 嚢胞の切除が行われる（図5）. 成人例では, 生後の修飾が加わるため厳密にCCAMのI型や気管支性肺嚢胞（気管支嚢胞が縦隔ではなく肺内に発症, 周囲の組織が薄いために, 嚢腫の内容物が排出され嚢胞となったもの）を区別できないことがあるが, 周囲の壁がなく小さいブラが続く場合はCCAMのI型の可能性が強い.

c) 手術適応：③の場合

気胸におけるブラ切除がある. ブラについては一般的にはブラがある

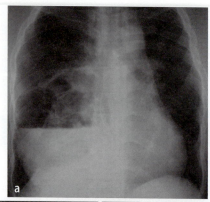
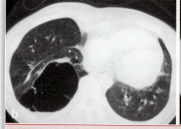
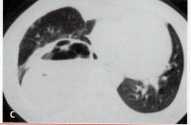

図4 CCAMのI型または気管支性肺嚢胞の感染と考えられる症例

a：感染時の胸部X線像．b：空洞内の液体と発熱を指摘され紹介，入院．抗生物質投与などで改善時の胸部CT像．c：再度，ブラ内に液体の貯留と発熱で入院．20歳代男性．右肺下葉にブラ様変化を認め，周囲にも小さいブラが多発していた．2度ほど発熱とブラ内に水が貯留し，入院するエピソードあり．2度目の入院後，抗生物質で解熱を確認，ブラ切除を行った．その後，発熱等の症状はなく10年経過している．

のみでは手術しない．ブラが破裂して気胸を繰り返す場合にはブラ切除を行う．対側にもブラがある症例の肺手術は，全身麻酔中にブラが破裂したり，拡大したりすることは非常に少ないが，麻酔医との密なコミュニケーションが不可欠である．

■文　献

1) Snider GL：Reduction pneumoplasty for giant bullous emphysema. Implications for surgical treatment of nonbullous emphysema. Chest **109**：

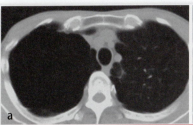
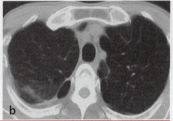

図5 感染を契機に自然消褪した巨大ブラ

a：初回，外来時の胸部CT像．**b**：外来3年経過後の同じ部位のCT像．巨大ブラで紹介されたが，手術の希望はなく，1年ごとに経過観察していた．3回目の来院時には，ブラは消失していた．半年ほど前に発熱があり，ひどい風邪と考えて自宅療養をしたエピソードがあったとのこと．

540-8, 1996
2) Krishnamohan P et al：Bullectomy for symptomatic or complicated giant lung bullae. Ann Thorac Surg **97**：425-31, 2014
3) 武井哲洋ほか：感染を契機に消褪した巨大ブラ症の2症例．旭中央医報 **16**：348-52, 1994
4) Asai N et al：A case of giant bulla successfully treated by bronchoscopic lung volume reduction therapy. J Bronchology Interv Pulmonol **21**：101-2, 2014
5) Naunheim KS et al：Long-term follow-up of patients receiving lung-volume-reduction surgery versus medical therapy for severe emphysema by the National Emphysema Treatment Trial Research Group. Ann Thorac Surg 82：431-43, 2006
6) Shah PL et al：Current status of bronchoscopic lung volume reduction with endobronchial valves. Thorax **69**：280-6, 2014
7) Stocker JT et al：Congenital cystic-adenomatoid malformation of the lung. Hum Pathol **8**：155-71, 1977

2 気胸

　胸腔内に空気が貯留した状態である．一般に体内の完全に閉鎖された空間の気体は体液と交換されるので，自然に空気が貯留することはない．胸腔に空気が貯留している場合は，胸腔にどこからか供給されたことになる．皮膚側，肺，気管・気管支，食道，横隔膜が可能性としてその供給源になる．外傷や医原性気胸などは皮膚側から，外傷や喘息やその他の気管内に過圧がかかることで起こる気管損傷などでは縦隔気腫となり，皮下気腫を発生し，縦隔胸膜の一部が破たんすると気胸にもなる．食道穿孔は，異物誤嚥や医原性に起こる．特発性食道破裂はBoerhaave症候群とも呼ばれ，主に飲酒後の嘔吐により食道内圧が上昇して，とくに病的変化のない正常の食道が破裂するもので，下部食道の左側が破れることが多く，時に中部食道の右側が破れることもある．手術後の気管支断端瘻や外傷による太い気管支からの空気漏れも起こり得る．これら食道や太い気管支からの空気漏れは，肺からのそれと比較し，胸腔内感染を起こし膿胸になる頻度が圧倒的に高いため，早期に穴をふさぐ必要があり，緊急手術の適応である．あるいは，膿胸発生していると考え，空気排出だけでなく，膿も排出できる十分なドレナージで対応してもよい．

A. 疾患の分類

　大きくは，自然気胸，外傷性気胸，人工気胸，医原性気胸に分かれる[1]．
　自然気胸は，原発性自然気胸（primary spontaneous pneumothorax：PSP）と続発性自然気胸（secondary spontaneous pneumothorax：SSP）に分かれる．
　PSPはびまん性病変に起因しないブラ，ブレブの破裂によると考えられる気胸で囊胞の大きさによらない．一方，SSPは明白な疾患や薬剤が

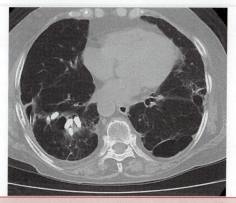

図1 続発性自然気胸（SSP）の例

関節リウマチ（RA）で10年以上治療を受けており，prednisolone, methotrexate, tacrolimus を服用していた．右気胸になり，空気漏れが止まらず，胸腔鏡による気漏部結紮術およびフィブリン糊とPGAシート被覆を施行したが1週間後に再度空気漏れ出現．EWSをB[9]，B[10]で閉塞して空気漏れを止めた．その後，左側の気胸になった．肺リウマチ結節が胸腔内に破裂した気胸は，胸腔内に軟骨のある気管支が露出しており，かつ，免疫抑制薬を使用しているため，気胸に対する治療は難渋することがある．

原因で気胸が発症した場合であり，癌性気胸（原発性肺癌によるもの，転移性肺腫瘍によるもの），月経随伴性気胸（catamenial pneumothorax），リンパ脈管筋腫症（lymphangioleiomyomatosis：LAM），BHD症候群，Ehlers-Danlos 症候群血管型，Marfan 症候群や関節リウマチ[2]（図1）などが原因としてあげられる．また，結核や非結核性抗酸菌症の結節や肺化膿症が胸腔へ破裂して発症するもの，びまん性肺疾患である肺気腫や間質性肺炎や，本態性肺上葉線維症[3]などが原因となることもある．その他に，治療方針を決めるうえで，便宜的に50歳以上の自然気胸[4,5]，喫煙歴のある自然気胸，高齢者の自然気胸などに分類することもある．

B. 診 断

　一般には，胸部X線像で診断するが，確実な診断のためには胸部CTが推奨されている．とくに，ブラの存在の確認にはHRCTの前額面など縦の方向のCTが最もよいとされる．また，LAMやBHDでもHRCTが推奨されている．ICUなどでの気胸の診断では超音波が有用であるとされる[6]．気胸は，気胸発症前の肺の状態によって症状やその後のマネジメントがまったく異なるので，気胸のgradeの分類としては，そのマネジメントのために気胸の大きさよりも症状の程度から考えるのがよいとされる．しかし，気胸の程度を簡単に伝えるには，胸郭の頂点から肺の頂点までの距離や肺門部の高さの胸郭から肺の側面までの距離などが簡単である[5]．ただし，正確な気胸の程度はCTで評価するのがよい．また，PSPでは，発症からの時間が短いのに胸部X線像でニボーが見える場合，血気胸である可能性が高いため注意が必要である．

C. 治 療

1 経過観察

　片側の症状がない比較的小さな気胸は外来での経過観察が可能であるが，その場合には，もし呼吸状態が悪化するようであれば，すぐに受診することが重要であることを必ず伝える．もし，気胸の反対側の肺に病変があったり，両側の気胸，症状がある気胸は，少なくとも入院し経過観察する．

2 穿刺，胸腔ドレーン

　両側の気胸，緊張性気胸，大きな気胸に対しては，通常胸腔穿刺による脱気あるいはドレーンの挿入を行う．外来での胸腔ドレーン管理のために，ソラシックエッグ[7]やソラシックベントなどさまざまな胸腔ドレーンのシステムがある．病院の体制や，患者の好みで選択される．血胸や胸水が少なく，脱気だけでよい場合は，細いチューブが推奨され

る[5]．入院で管理する場合の胸腔ドレナージ・システムもさまざまであるが，高齢者の気胸の場合，ベッド安静が続くと，気胸が治っても歩けなくなったり，他の合併症などで状態が悪化することがあるため，これを避けるうえで充電可能な，携帯型か車の付いたドレナージ・システムを用いることがきわめて重要である．虚脱した肺を再伸展させる際には，再伸展肺水腫に留意すべきである．

　肺を再伸展させるためにはある程度の陰圧が必要である．急激な再伸展が肺水腫を惹起するという理由から，陰圧で引かず，水封にしている施設もあるが，水封というメカニズムは一方弁であることを理解しなくてはならない．咳などによって一気に空気が外に出た後に胸腔内が強い陰圧になり，肺は自己のコンプライアンスで膨張するため，急激な再伸展を引き起こす可能性があることを頭に入れておくべきである．時間をかけて，クランプと開放を繰り返すしかない．再伸展肺水腫に対してはステロイドの投与が有効であった報告は多く，人工呼吸器の考慮も必要な場合もある．

3 手　術

　2008年の全国集計では，約12,000件の気胸の手術が施行されており[8]，大多数が胸腔鏡によるものであった．手術の内容として以下のものがある．

a) 若年PSPに対して空気漏れを止め，再発を防止するための手術

　全身麻酔下，片肺換気で，原則的に胸腔鏡下に施行されることが多い．腋窩開胸のころと比較すると，胸腔鏡による自然気胸の手術は再発率が高いとされる．とくに，20歳以下の再発率が高いとされる．再発防止策として，自動縫合器周辺や，上葉全体に酸化セルロースシート[9]やPGAシートにより被覆[10]することで再発率の低下が報告されている．しかし，若年者に癒着療法を適応する際は将来の肺機能の低下や悪性疾患に対する手術の可能性も考慮して慎重となるべきである[11-13]．

b) 50歳以上のケースやSSPに対する空気漏れを止め，再発を防止するための手術

　全身麻酔下，片肺換気で，原則的に胸腔鏡下に施行されることが多い．局所麻酔下での実施も報告されているが，その場合でも手術室で麻酔科の管理のもとに行われるべきである．癒着剥離によって新たな気漏

V 気腫性肺疾患

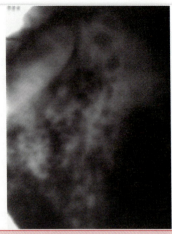

図2 気漏部確認のための胸腔造影像

高齢者の癒着症例では,空気漏れがどこにあるのかは非常に重要な情報である.胸腔造影は 50 mL 程度の血管用造影剤をドレーンから注入し,体位を変化しながら観察する.その時はどこから空気漏れをしているのかわかった気になるが,記憶が定かでなくなることも多く,また,静止画はわかりにくいので,必ず動画で記録するのがよい.

部をつくってしまうことも多いため,胸壁との癒着が強いと考えられる症例では,癒着を避けて空気漏の部位に到達することができるアプローチを選択することが最も重要である.この点で,胸腔鏡は開胸より有利であると考えられる.高度癒着例では,術前に胸腔造影(図2)を行い,気漏部を確認しておき,アプローチを工夫する(図3)[14].再発を防ぐという観点からは,気漏部を切除することが選択すべき術式であるが,場合によっては,気漏部にシートやフィブリン糊をおいてくる方法も報告されている[15,16].実験的段階ではあるが,フィブリン糊の弱点である一度剥離すると元には戻れないという性質を克服し,かつ,壁側胸膜との癒着をきたさない組織工学を用いた生体シートが,空気漏れを閉鎖する理想的な素材として期待されている[17].このほかに,再発防止を目的として,壁側胸膜剥離や自己血や薬剤による胸膜癒着術が施行されることもある.膿胸を合併したものや関節リウマチの結節などでは気管

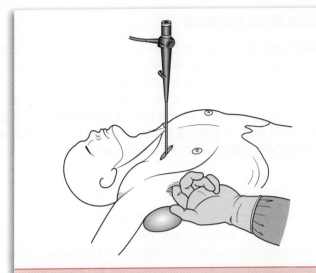

図3　気漏部位へのアプローチ
側面や肺尖部から上縦隔が強く癒着した症例では，癒着部を避けたり，大血管近傍を直視下に剝離するために，前方アプローチによる手術も選択される．仰臥位または半側臥位で行い，第2～3肋間前胸部に小開胸する．

支が直接胸腔内に解放されているため，閉鎖するには気管支瘻に類似した筋肉充填術をしなければならないこともある．

4 胸膜癒着術

テトラサイクリン系抗生物質，タルク末，自己血，抗悪性腫瘍溶連菌製剤（OK-432）等，フィブリン糊などを胸腔内に投与し，空気漏れを止めたり，壁側胸膜と臓側胸膜を癒着させることで空気が漏れていても肺が虚脱しないようにする処置が難治性の気胸に対して用いられている[18-20]．

5 経気管支鏡的気管支閉鎖術

難治性の気胸に対して，経気管支鏡的にバルーン等で空気漏れの責任気管支を同定後，気管支充填剤 EWS 等によりこれを閉塞させて空気漏れを止めることを試みることがある．責任気管支の同定は，ドレーンからの空気漏れの量で判定する方法よりも，透視下で気管支閉鎖時の肺の膨らみ具合で判定をするのが良いとされる．非結核性抗酸菌症[19]や関節リウマチの肺結節[20]が胸腔に破裂した場合などのように，比較的気管支中枢側が胸腔に解放されているような気胸の場合に有効である（図 1）．

■文　献

1) 日本気胸・嚢胞性肺疾患学会：気胸・嚢胞性肺疾患規約・用語・ガイドライン（第 1 版）．金原出版，東京，2009
2) Rueth N et al：Pleuropulmonary complications of rheumatoid arthritis：a thoracic surgeon's challenge. Ann Thorac Surg **88**：e20-1, 2009
3) Watanabe K et al：Rapid decrease in forced vital capacity in patients with idiopathic pulmonary upper lobe fibrosis. Respir Investig **50**：88-97, 2012
4) Onuki T et al：Thoracoscopic surgery for pneumothorax in older patients. Surg Endosc **16**：355-7, 2002
5) MacDuff A et al：Management of spontaneous pneumothorax：British Thoracic Society pleural disease guideline 2010. Thorax **65**（Suppl 2）ii18-31, 2010
6) Volpicelli G：Sonographic diagnosis of pneumothorax. Intensive Care Med **37**：224-32, 2011
7) 竹下伸二ほか：自然気胸に対するソラシックエッグ® 挿入症例の検討．日呼外会誌 **25**：362-6, 2011
8) 日本胸部外科学会：2008 年学術調査 呼吸器外科 http://www.jpats.org/modules/investigation/index.php?content_id=6
9) 大類隼人ほか：術後 1 年以上を経過した自然気胸再発率の検討 － 酸化セルロースシートによるカバーリング法の有効性．日気胸嚢胞性肺会誌 **8**：43, 2008
10) 石田博徳ほか：胸腔鏡下自然気胸手術時の PGA シートと自己血による

胸膜被覆法．日呼外会誌 **21**：645-9, 2007
11) 井坂珠子ほか：肺気漏閉鎖に使用する人工材料の生体内外における分解挙動の検討．日呼外会誌 **25**：467-71, 2011
12) 吉川拓磨ほか：【原発性自然気胸術後再発の治療方針】当科における自然気胸手術症例および術後再発症例の検討．気管支学 **34**：348-52, 2013
13) 宮路博子ほか：フィブリン糊の胸膜癒着効果，臓側胸膜肥厚に関する実験的検討．日呼外会誌 **25**：13-20, 2011
14) 小山邦広ほか：50歳以上の中高齢者気胸に対する胸腔鏡下手術症例の検討．胸部外科 **64**：275-9, 2011
15) 島田昌裕ほか：難治性気胸に対し，局所麻酔下胸腔鏡を用いたフィブリン糊散布が有用であった2例．気管支学 **35**：198-204, 2013
16) 片上信之ほか：OK-432（ピシバニール）胸腔内注入による自然気胸の治療とその予後．日本胸部臨床 **44**：189-94, 1985
17) Kanzaki M et al：Dynamic sealing of lung air leaks by the transplantation of tissue engineered cell sheets. Biomaterials **28**：4294-302, 2007
18) 草野英美子ほか：タルク末注入と胸腔鏡下肺瘻閉鎖術が奏効した特発性肺線維症合併難治性気胸の1例．日呼外会誌 **43**：117-22, 2005
19) 竹田知史ほか：難治性気胸にたいする自己血およびOK-432併用による胸腔内注入療法．日呼外会誌 **44**：330-4, 2006
20) 井上祐一ほか：肺非結核性抗酸菌症に合併した難治性気胸に対するEWSの使用経験：キュレットを利用したEWS充填の有用性について．気管支学 **34**：442-9, 2012
21) Kim SH et al：Recurrent pneumothorax associated with pulmonary nodules after leflunomide therapy in rheumatoid arthritis：a case report and review of the literature. Rheumatol Int **31**：919-22, 2011

3 特殊な病態の気胸

A. 月経随伴性気胸

月経随伴性気胸（catamenial pneumothorax）は，子宮内膜症の胸腔内病変による気胸と定義される．子宮内膜症の好発年齢である30〜40歳代に多い．ほとんど右側に発症する．胸腔内子宮内膜症（thoracic endometriosis syndrome：TES）は月経随伴性気胸，月経随伴性血胸，月経随伴性血痰，肺結節などが含まれるが，TESの中では最も一般的なものである．

1 診 断

女性の気胸の場合，まず疑う疾患である．月経の前後72時間前後に発症することが多く，月経の前後に繰り返す気胸であれば，診断を強く支持される．子宮内膜症の既往があることが多い．手術所見では横隔膜表面に欠損と小さな子宮内膜症病変を認める．エストロゲン受容体（ER）抗体，プロゲステロン受容体（PR）抗体陽性で，多くは臓側胸膜にも同様の病変を認める．

2 治 療

婦人科と呼吸器外科医が協力し，ホルモン療法と外科的治療とを組み合わせた治療を行うことが望ましい[1]．婦人科的治療としては，偽閉経療法・偽妊娠療法などのホルモン療法があり，ゴナドトロピン放出ホルモン（GnRH）アナログ（排卵を抑制して無月経にする．副作用として血栓症，骨塩量低下，更年期障害などがある），danazol（テストステロン誘導体で副作用として男性化がみられる），低用量経口避妊薬（消化器副作用が多いものの，比較的安全に長期投与が可能）などが選択さ

3 特殊な病態の気胸

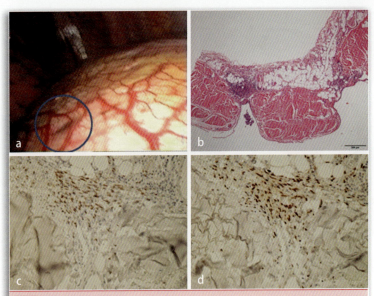

図1 月経随伴性気胸
月経随伴性気胸に認める横隔膜の小孔（**a**：青丸内），同組織像（**b**：HE 染色，**c**：エストロゲン受容体染色陽性，**d**：プロゲステロン受容体染色陽性）．

れる．手術療法は，胸腔鏡下に子宮内膜症病変部を確定診断するとともに（図1），病変部を含む肺部分切除，横隔膜欠損部の切除，胸膜癒着術，吸収性シートによる横隔膜被覆などが行われる[24]．

B. 肺リンパ脈管筋腫症

　肺リンパ脈管筋腫症（pulmonary lymphangioleiomyomatosis：pulmonary LAM）は，平成15年度から厚生労働省難治性疾患克服研究事業の対象疾患に指定されている．疫学調査では，100万人あたり1.9〜4.5人と推測されている．平成23年度のLAMの医療受給者数は439人である．

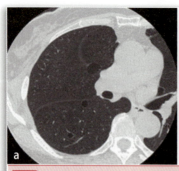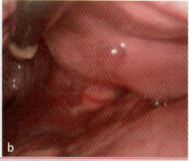

図2 LAM

a：LAMのHRCT所見．境界明瞭な数mm～1cmの薄壁を有する囊胞が正常肺野内にびまん性に多発するのが特徴．b：胸腔鏡手術時の肺の表面．臓側胸膜面の非常に壁の薄いブラの多発が特徴的である．

1 分　類

結節硬化症（tuberous sclerosis complex：TSC）に合併するLAMとそうでない孤発性LAM（sporadic LAM）がある．TSCに合併するLAMは非常に稀であるが男性に発症することがある．

2 診　断

生殖可能年齢の女性に発症するが閉経後に診断されることもある．TSCは常染色体優性の腫瘍抑制遺伝子病の症候群であり，てんかん，精神遅滞や脳，心臓，皮膚，腎臓などに腫瘍が発症することが特徴である．LAMの主症状と臨床所見として，胸郭内病変によるものは，労作時呼吸困難，気胸，咳，血痰，乳び胸水，胸郭外病変の症状としては乳び腹水，後腹腔内や骨盤内のリンパ脈管筋腫や腎血管筋脂肪腫とそれによる症状（腹部膨満，下肢リンパ浮腫）がある．画像所見としては，HRCTでの境界明瞭な数mm～1cmの薄壁囊胞が正常肺野内にびまん性に多発するのが特徴であり（図2），病理組織学的には基本病変は平滑筋様細胞（LAM細胞）の増生であり，肺，リンパ節にLAM細胞の存在を証明することが組織診断として必要である[1,2]．

LAM細胞は，抗α平滑筋アクチン（α-SMA）抗体，抗HMB45抗

体,ER,PR抗体陽性を示すが,これらすべてが陽性にはなるとは限らない.とくに,特異的な抗HMB45抗体の陽性率はあまり高くない[2].LAMは全身疾患であり多様な病態を示すが,予後に最も関係するのは肺病変であり,安静時動脈血酸素分圧,6分歩行時動脈血酸素分圧が重症度の指標になる.

3 治療

卵巣摘除,大量 medoroxyprogesteron(プロゲステロン系合成黄体ホルモン薬)療法,tamoxifen(抗エストロゲン薬),黄体形成ホルモン放出ホルモンアナログなどホルモン療法が試みられているが,あまり有効ではないとされる[1].低用量の sirolimus(トラフレベル 5 ng/mL 以下)が有用であるとされており[3],doxycycline,sirolimus(rapamycin),lamstatin,simvastatin または fluvastatin などのコンビネーション治療も期待されている[4].症状の1つである,繰り返す気胸や乳び胸に対しては胸膜癒着術が行われる.一方,末期の低肺機能に対して肺移植が有効とされる[5].胸膜癒着術は肺移植施行を著しく困難にすることがある.本邦において,2013 年末の時点で,脳死片肺,脳死両肺,生体肺移植 342 例中 67 例が LAM に対するものであった[6].

C. BHD 症候群

Hornstein と Knickenberg が 1975 年に本疾患を報告[1,2]しているが,1977 年の Birt, Hogg, Dubé の報告に由来して,BHD 症候群という名称がついている[3].染色体 17p11.2 に局在するフォリクリンと呼ばれる蛋白をコードする FLCN(BHD)遺伝子の異常とされ,2009 年までに 200 以上の家系がみつかっている[4].

1 診断

症状として皮膚症状,腎腫瘍,肺囊胞の3つがある.頭頸部や上半身に単発または多発する数 mm〜小豆大の丘疹と多発性で両側性のさまざまな腎腫瘍の発症が特徴とされる.胸部 HRCT で多発性で薄壁の大き

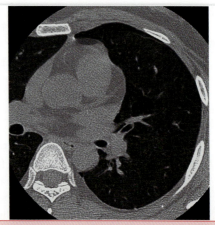

図3 BHD症候群症例の胸部HRCT

ブラの多発の所見以外に，太い血管の周囲に壁の薄いブラがあり，その周囲は正常肺であることが特徴的であるとされる．本症例は，胸部CTでの上記の特徴的所見により，BHD症候群が疑われた．FLCN遺伝子検査ではc.1285dupCでBHD症候群と診断された．顔の皮膚の丘疹はよく観察すると認めた．腎腫瘍は現在のところ認めない．

な囊胞が観察され（図3），反復性気胸，とくに家族性の気胸が多く報告されている．確定診断はFLCN遺伝子検査による．

2 治療

診断が確定されれば，腎病変に対する観察，治療が最も重視され，毎年の腎臓MRIでの観察と腫瘍が発見されれば手術が薦められる．肺に関しては現在のところ，通常は自然気胸に準じた治療が行われている．もしBHDと診断されれば，早めの胸膜癒着術を考える[4]．

■文献

月経随伴性気胸

1) MacDuff A et al：Management of spontaneous pneumothorax：British Thoracic Society pleural disease guideline 2010. Thorax **65**（Suppl 2）

ii18-ii31, 2010
2) 大政　貢ほか：手術を施行した月経随伴性気胸5例の検討．日呼外会誌 **14**：846-9, 2000
3) Ikeda T et al：An effective method of pleurodesis involving absorbable mesh for repetitive catamenial pneumothorax. Euro J Cardio-Thoracic Surg **42**：370-2, 2012
4) 羽隅　透：月経随伴性気胸に対する治療方針．胸部外科 **65**：374-9, 2012

肺リンパ脈管筋腫症

1) Hohman DW et al：Lymphangioleiomyomatosis：A review. Eur J Intern Med **19**：319-24, 2008
2) 林田美江ほか：リンパ脈管筋腫症 lymphangioleiomyomatosis（LAM）診断基準．日呼吸会誌 **46**：425-7, 2008
3) Ando K et al：The efficacy and safety of low-dose sirolimus for treatment of lymphangioleiomyomatosis. Resp Invest **51**：175-83, 2013
4) Black JL et al：Therapeutic strategies in lymphangioleiomyomatosis（LAM）. Resp Invest **52**：3-4, 2014
5) Boehler A et al：Lung transplantation for lymphangioleiomyomatosis. N Engl J Med **335**：1275-80, 1996
6) 本邦における肺移植の現状—肺および心肺移植研究会 Registry Repor 2014 http://www2.idac.tohoku.ac.jp/dep/surg/shinpai/index.html

BHD 症候群

1) Birt-Hogg-Dubé 症候群情報ネット http://www.bhd-net.jp/
2) Hornstein OP et al：Perifollicular fibromatosis cutis with polyps of the colon—a cutaneo-intestinal syndrome sui generis. Arch Dermatol Res **253**：161-75, 1975.
3) Birt AR et al：Hereditary multiple fibrofolliculomas with trichodiscomas and acrochordons. Arch Dermatol **113**：1674-7, 1977
4) Menko FH et al：Birt-Hogg-Dubé syndrome: diagnosis and management. Lancet Oncol **10**：1199-206, 2009

第 VI 章 炎症性疾患

VI 炎症性疾患

　感染炎症性疾患は腫瘍性疾患，囊胞性疾患に次ぐ呼吸器外科手術対象疾患である．2011年の全国統計を表1に示す．

表1　外科的治療を施行した感染炎症性疾患

疾患名	手術患者数（%）※
膿胸	2,063（3.0）
炎症性肺疾患	3,209（4.6）
非結核性抗酸菌症	440
肺真菌症	410
肺結核	113
気管支拡張症	97
炎症性偽腫瘍	912
結核腫	390
肺内リンパ節	187
その他	660

※（　）内は年間手術総数69,223例に対する割合．
(Amano J et al, Gen Thorac Cardiovasc Surg 61：578-607, 2013 より)

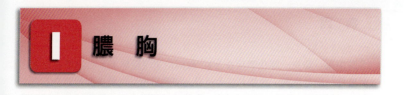
I 膿 胸

1. 疾患の概要

概念：膿胸（pleural empyema, pyothorax）とは胸膜腔内に膿みが貯留した病態をいう．細菌陰性例も含む．

疫学：2011年全国統計における膿胸に対する手術件数を表2に示す．急性無瘻性膿胸が最も多く，肺炎に由来すると考えられる．呼吸器外科の肺切除術後には気管支断端瘻に起因する膿胸が多い．

表2 外科的治療を必要とした膿胸

分類	患者数（%）※
急性膿胸	1,559（75.6）
有瘻性	346（16.8）
無瘻性	1,206（58.5）
不明	7（0.3）
慢性膿胸	504（24.4）
有瘻性	256（12.4）
無瘻性	244（11.8）
不明	4（0.2）
総数	2,063（100）

※（ ）内は年間手術総数に対する割合．
（Amano J et al, Gen Thorac Cardiovasc Surg 61：578-607, 2013 より）

1 病　因

a) 急性膿胸
　肺由来（肺炎，肺化膿症など），縦隔由来（縦隔炎，食道穿孔など），医原性（胸腔穿刺・胸腔ドレナージ，開胸手術，気管支断端縫合不全など），外傷性（刺創，銃創など），胸壁・横隔膜由来（胸壁感染，横隔膜下膿瘍など），血行性（遠隔感染創から）など．

b) 慢性膿胸
　結核性膿胸，急性膿胸の遷延，肺切除術後慢性膿胸など．糖尿病や感染による創傷治癒不良が原因と考えられるが，不適切な外科治療が原因となることもある．

2 分　類

　いくつかの分類がある．

a) 急性膿胸と慢性膿胸
　急性膿胸とは発症後3ヵ月以内の膿胸をいう．慢性膿胸とは発症後3ヵ月以上経過した膿胸をいう．

b) 全膿胸と部分膿胸
　全膿胸とは膿胸腔（嚢）が肺尖から横隔膜まで及ぶ膿胸をいう．部分膿胸とは膿胸腔が限局性の膿胸をいう．

c) 有瘻性膿胸と無瘻性膿胸
　有瘻性膿胸とは気管支胸膜瘻や胸壁瘻孔のように気管支，肺組織，胸壁などと瘻孔を形成し，膿胸腔内と外部に空気の交通がある膿胸をいう（図1）．無瘻性膿胸とは瘻孔形成がない膿胸をいう（図2）．

d) 結核性膿胸と非結核性膿胸
　結核性膿胸とは結核菌感染が原因の膿胸という．非結核性膿胸とは結核菌が原因でない膿胸をいう．

3 臨床症状

a) 急性膿胸
　発熱（高熱），咳嗽，喀痰，胸痛，肺や縦隔の圧迫症状，呼吸促迫，頻脈，呼吸困難など．肺炎類似症状に胸膜炎症状が追加される．

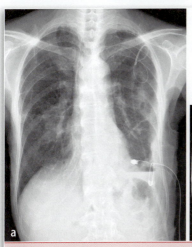
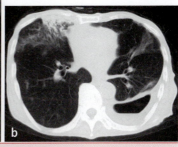

図1 左有瘻性膿胸

ニボー（液体と気体の存在），右中葉に吸引性肺炎を認める．

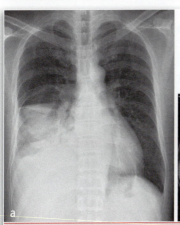
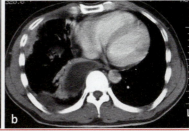

図2 右急性無瘻性膿胸

この症例は「急性，部分性，無瘻性，非結核性膿胸」である．脊椎の右前面の膿胸腔に対して，経皮的胸腔チューブ挿入は困難なため，開胸掻爬手術，胸腔ドレナージ術を施行した．

b) 慢性膿胸

長期にわたる咳嗽, 膿性喀痰, 血痰, 発熱などがある. 微熱のことが多く, 体重減少, 易疲労感, 呼吸不全が顕著になる.

4 検 査

a) 血液検査
白血球増多, 好中球増多, CRP上昇, 血沈上昇などを認める.
b) 胸腔穿刺
穿刺液の性状（色, 濁り, 臭い）, 細菌学的検査, 生化学的検査, 細胞学的検査などを行う.
c) 胸部X線像とCT
胸水の貯留を認める. 気管支胸膜瘻があると, 鏡面像［ニボー（niveau）：液体と気体の混在］が出現する. 慢性膿胸では胸膜肥厚, 吸引性肺炎による浸潤影, 肋間狭小化, 脊椎側弯, 石灰沈着などがある.
d) 気管支鏡検査
責任気管支を検索, 肺葉切除術後には気管支断端の瘻孔を検索する.
e) 胸腔造影や気管支造影
膿胸腔と瘻孔を確認する目的で施行されることがある.
f) 胸腔鏡検査
近年は, 局所麻酔下の胸腔鏡検査が診断や鑑別診断に施行されることがある. 内腔の検索とともに, 胸膜生検や細胞診が施行される.

B. 治 療

1 急性膿胸

ただちに胸腔ドレナージを施行する. 排膿を促し, 膿胸腔を狭小化させることで菌の培地がなくなり, 膿胸は治癒する. 起炎菌を同定して, 感受性のある抗菌薬を投与する. 瘻孔のある場合には, 菌と膿を含む胸水の吸引性肺炎が発症し, 急性肺障害となるため, 胸腔ドレナージの時期を逸してはならない. 気管支鏡下に責任気管支を同定し, 瘻孔の閉鎖を試みる. 近年, 気管支充填材EWS（Endobronchial Watanabe Spigot）

が使用されるが,肺胞間には肺胞孔(Kohnの小孔)があるため,複数の亜区域気管支に充填する場合もある.気管支鏡下にフィブリン糊を注入して気漏を閉塞させることもある.肺瘻であれば胸腔ドレナージにより自然閉塞することが多い.気管支鏡下の治療が奏効しない場合には,開胸して瘻孔閉鎖を行う.瘻孔部は組織がもろく,直接縫合閉鎖することは不可能なことがある.その場合には有茎の筋肉片,脂肪組織,大網などで被覆閉鎖する.さらに,吸収性手術材料やフィブリン糊で補強する.非吸収性材料を使用してはならない.また,低栄養の改善,血液凝固第XIII因子(フィブロガミンP)の補充,糖尿病治療などにより組織修復を促す.

2 慢性膿胸

瘻孔の有無,膿胸腔の広がり,胼胝の厚さ,肺機能の状態,感染の有無など症例ごとに治療法を検討する.

a) 保存的治療

持続胸腔ドレナージを施行する.ドレナージにて効果が不十分なら,膿胸腔内洗浄を追加する.フィブリンなどによる隔壁を有する多房性の膿胸では,urokinase を投与したり,胸腔鏡下に搔爬したりして,有効な洗浄効果をめざす.胸水の培養を行い,感受性のある抗菌薬を投与する.メチシリン耐性黄色ブドウ球菌(MRSA)に対しては urokinase + vancomycin の胸腔内投与が有効なことがある.なお,大きな瘻孔が明らかな場合や,洗浄操作にて肺内吸引が疑われる場合には,洗浄は禁止する.洗浄液としては生理食塩水を使用することが多い.

b) 外科的治療

①**無瘻性慢性膿胸**:可能なら膿胸腔を一塊に切除する剝皮術(decortication)や,肺葉切除術を併用する一期的根治手術をめざす.それが不可能なら,膿胸腔を搔爬して肺再膨張を促し,再膨張が不良の場合には胸郭成形術を追加する.

②**有瘻性慢性膿胸**:有瘻性膿胸の治療はきわめて難しい.まず,感染のコントロールと栄養状態の改善を行う.患者の状態が安定したら,一期的手術の可能性を検討する.第1選択は膿胸腔の摘除と肺葉切除であるが,施行できない症例は多い.第2選択として,膿胸腔が大きくない場合には,膿胸腔を開き内面の壊死物質を搔爬排除してから,気管支瘻

VI 炎症性疾患

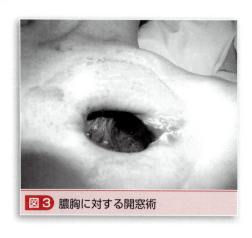

図3 膿胸に対する開窓術

を縫合閉鎖し，有茎の筋肉片や大網片などを縫着して膿胸腔充填術を追加する．第3選択としては骨膜外空気充填術である．本術式は開胸後膿胸腔内を掻爬清浄化し，肺側の胼胝を剝離して，肺の再膨張を促す．さらに胸壁側の胼胝は剝離せず肋間筋とともに骨膜外に肋骨から遊離して胸腔を虚脱させる．膿胸腔内にドレナージチューブを留置し，膿胸囊を気密に縫合閉鎖して膿胸腔をドレナージする．骨膜外腔は血腫や浸出液が充満し胸腔を圧迫縮小させる．この術式は胸郭変形が少なく肺機能が温存できる利点があるが，骨膜外腔の感染の危険性がある．第4の選択は開窓術である（図3）．患者の状態が悪く，感染のコントロールが困難な有瘻性膿胸に対して施行する．術後に胸腔内の処置は必要であるが，感染をコントロールでき吸引性肺炎は予防できる．内腔が縮小するのを待って，充填術を施行する．

近年，膿胸手術の約半数が胸腔鏡補助下手術（VATS）で行われている．しかし，有瘻性膿胸では外科的治療が施行されても在院死亡率は7％と高いため，治療方法の改良と術前術後管理の更なる改善が求められている．

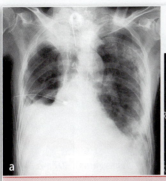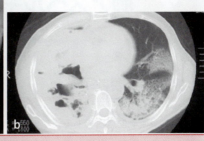

図4 右中下葉切除術後右膿胸
健側肺の吸引性肺傷害により急性呼吸不全を示す．

3 肺切除術後膿胸

　肺切除術後膿胸（図4）はぜひとも避けたい術後合併症である．患者家族は術前に説明を受け，納得していても「手術の失敗」を疑うものである．術後膿胸は気管支断端瘻あるいは肺胞瘻に続発することが多い．弛張熱を示し，胸腔ドレーン挿入後に解熱するが，放置すると気管支断端は完全に哆開し，換気不全と吸引性肺傷害にて致死的となる．緊急手術が必要なことがあるが，気管支断端はもろく，可能なら再縫合して，有茎組織で被覆補強するが，再縫合できないことが多い．その場合には有茎大網により被覆充填術が安全な手術方法である．

2 肺アスペルギルス症

A. 疾患の概要

概念：環境生息菌であるアスペルギルス（*Aspergillus*）の呼吸器感染症である．菌糸は乾燥に強く数ヵ月生存可能である．

疫学：免疫力が低下する基礎疾患患者［陳旧性肺結核症，慢性閉塞性肺疾患（COPD），間質性肺炎，空洞性病変，肺嚢胞，気管支拡張症，サルコイドーシス，胸部外科手術後］やステロイド服用患者に発症する．*Aspergillus*属の菌種は300種ほどあるが，肺アスペルギルス症の原因菌種としては *A. fumigatus* が最も多い．その他，*A. nigar*，*A. vesicolor*，*A. terreus*，*A. flavus*，*A. sydowii* などが知られている．

病因：空気中に浮遊している *Aspergillus* 菌糸の気道内吸引により発症する．空洞があると菌糸は定着成長し，真菌球（Fungus ball）を形成する特徴がある．感染炎症症状とアレルギー症状を呈する．

B. 感染性アスペルギルス症

1 非侵襲性アスペルギルス症

a）アスペルギローマ（aspergilloma）

空洞など局所防衛能力の低下があると発症する．外科的治療が必要になることが多い．出血する可能性が高いため，安定した時期の外科的治療が薦められる．

症状：咳嗽，喀痰，血痰，喀血，発熱，体重減少，呼吸困難などがあるが，血痰と喀血が特徴的であり，時に致死的となる．

臨床経過：炎症性マーカー（CRP，WBC，赤沈）の上昇，胸部X線・CTにて陰影の進行，活動性ありと判断される場合は治療する．

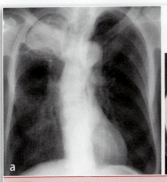
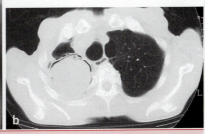

図5 アスペルギローマ
右肺尖の空洞内に菌球を認める．周囲に透亮像がある．

診断と必要な検査：細菌学的検査として喀痰，気管支肺胞洗浄液，経皮針生検などによりアスペルギルス菌の検出・同定を行う．血清学的検査としてアスペルギルス沈降抗体陽性，アスペルギルス ELISA 抗原，β-D-グルカンを測定する．胸部 X 線・CT では真菌球様陰影，空洞性陰影の拡大，透亮像（air crescent sign），空洞周囲浸潤影の拡大，胸膜肥厚の進行，鏡面形成などを認める（図5）．

治療：血痰や喀血がなければ，経気管支あるいは経皮的に抗真菌薬の空洞内注入を試みる．効果がなければ，アスペルギローマが安定した状態で外科的治療を検討する．血痰や喀血が続く場合には，止血薬投与，気管支動脈塞栓術により出血をコントロールし，手術に移行する．肺葉切除術を基本術式とする．状態が悪ければ空洞切開術，筋肉充填術などを行う．大量喀血による緊急手術を避けて手術を行うことが好ましい．気管支動脈塞栓術のみの治療では，血痰や喀血の再発率は高い．可能なかぎり肺全摘術は避ける．術後気管支瘻を予防するため，気管支瘻断端は有茎の心膜周囲組織，肋間筋，大網などで被覆補強する．

予後：肺葉切除術が可能であった症例の予後は良いが，それ以外の予後は不良である．術後合併症として血痰，喀血，気管支肺胞瘻，膿胸，肺伸展不良などがある．死亡原因としては喀血死が多い．

b）気管支アスペルギローマ

気管支断端アスペルギルス症は，肺切除後数ヵ月以上経過して発症す

表3 注射用抗真菌薬

薬品名	略語	処方例
micafungin	MCFG	150〜300 mg/日 1日1回点滴静注
voriconazole	VRCZ	4.0 mg/kg/回（初日のみ 6.0 mg/kg/回）1日2回点滴静注
caspofungin	CPFG	初日に70 mg，2日目以降は50 mgを1日1回点滴静注
itraconazole	ITCZ	200 mg/日 1日1回点滴静注（初日200 mg/回 1日2回点滴静注を2日間）
amphotericin B, リポソーム製剤	L-AMB	2.5〜5.0 mg/kg/日 1日1回点滴静注

ることが多い．

c）胸膜アスペルギローマ

気管支胸膜瘻形成により発症し，混合感染し膿胸，胸膜炎を発症する．混合感染している場合は細菌感染治療後に抗真菌薬の胸腔内注入が行われる．

2 侵襲性アスペルギルス症（invasive pulmonary aspergillosis：IPA）

a）急性侵襲性肺アスペルギルス症（acute IPA）

日〜週単位で急速に進行する．好中球減少など高度の免疫能力の低下があると発症する．血管侵襲が強いので，血管侵襲性アスペルギルス症とも呼ばれる．胸部CTで浸潤影と周囲のすりガラス陰影（halo sign）を示す．血清診断としてガラクトマンナン抗原（ELISA）を施行し，気管支肺胞洗浄液（BALF），胸水，髄液でのガラクトマンナン抗原陽性所見も診断上有用である．確定診断は真菌学的検査（BALF，胸水，髄液，血液の培養），肺生検の病理組織学的診断が必要である．抗真菌薬を投与する（表3）．

b）慢性壊死性肺アスペルギルス症（chronic necrotizing pulmonary aspergillosis：CNPA）

軽度の免疫能力の低下があると発症する局所浸潤性アスペルギルス症

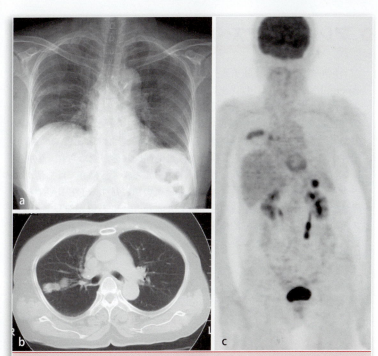

図6 慢性壊死性肺アスペルギルス症

81歳女性．大腸癌に併発．気管支鏡検査で大量の菌糸，培養陽性（*A. fumigatus*），血清アスペルギルス抗体陽性，FDG-PETでは強い集積を認める．抗真菌薬投与で改善し，大腸癌切除術後に治癒した．

である（図6）．

定義5項目：下気道症状（喀痰，血痰，喀血，発熱，呼吸困難，咳嗽），新たな画像所見（浸潤影，空洞の拡大，空洞壁の肥厚，胸膜肥厚の進行，鏡面形成），血清（ガラクトマンナン抗原陽性，アスペルギルス抗体陽性）または真菌学的所見（喀痰培養陽性，菌糸の確認），細菌感染症でない（3日間以上広域抗菌薬を投与しても画像や炎症反応が十分改善しない），炎症反応の亢進（CRP, WBC, ESR）．抗真菌薬を投与する．

VI 炎症性疾患

C. アレルギー性アスペルギルス症

　アレルギー性気管支肺アスペルギルス症（allergic bronchopulmonary aspergillosis：ABPA）は，主に喘息の患者の気道に *A. fumigatus* がコロニー化すると発症する．粘液分泌亢進，喘息，好酸球性肺炎，中枢性気管支拡張を生じる．診断は血液検査で，全血中の好酸球が常時 10% 以上あり，血漿中の IgE が 1,000 ng/mL を超えた場合に ABPA である可能性が高い．胸部 X 線と CT 検査では末梢部に陰影が認められ，中央部に気管支拡張症の症状がみられる．アスペルギルス症検査では血清アスペルギルス沈降抗体の陽性，*Aspergillus* 属の菌に対する IgE RAST 検査陽性，皮膚テスト陽性，喀痰培養で *Aspergillus* 属の菌が発見される．ステロイドと抗真菌薬で治療する．外科的適応はない．喘息患者の中に数%は ABPA 患者が紛れ込んでいるといわれる．

3 肺結核

A. 疾患の概要

肺癌に対する集団検診の進歩や呼吸器外科手術手技の進歩は肺結核に対するものが発展して今日に至っている．

1 疾患概念と疫学

結核菌による肺の感染症である．結核菌にはヒト型菌（*Mycobacterium tuberculosis*）とウシ型菌（*M. bovis*），アフリカ型結核菌（*M. africanum*）等あるが，日本の結核は主にヒト型菌による．

肺結核は昭和 20 年代まで国民病と恐れられていた．その後，streptomycin, isoniazid, さらに rifampicin が登場して治る疾患となってきた．しかし，2011 年の統計によると結核の新規登録患者数は年 22,681 人で，人口 10 万人あたりの罹患率は 17.7 である．近年は，肺結核の院内感染や職場感染が発生して，社会的問題となっている．また，肺結核は疑わないと診断ができない疾患の 1 つになりつつある．

2 病因

結核の感染様式には飛沫感染と空気感染とがあるが，排菌患者の咳やくしゃみによる飛沫感染が主である．ただし，飛沫した結核菌の水分が蒸発して飛沫核となり，空気感染も起こる．健常者では 10〜20％程度が発病するといわれ，初期感染の発病時期は 2 年以内とされている．しかし，若年者や免疫能の低下した高齢者では発病の頻度はさらに高くなる．糖尿病，白血病等血液悪性疾患，術後，副腎皮質ステロイド薬投与，抗癌薬投与，腎透析，全身状態の悪化がある高齢者では古い病巣内に生き残っていた結核菌が再び増殖して発病することがある．

3 病 理

　結核菌が細気管支や肺葉に達すると，マクロファージや単球などが結核菌を貪食し，結核菌はその細胞内外で増殖を続ける．結核菌の感染巣では特有な炎症反応が起こり，類上皮細胞が層状に集まり，Langhans型細胞が混在する．感染巣は 10〜14 日で中心部が乾酪壊死に陥り，乾酪腫（caseoma）が形成される．この肉芽腫が融合して結核腫（tuberculoma）となる．内部の壊死物質が誘導気管支から排出されると空洞が形成される．空洞には結核菌が多い．肺で増殖した結核菌はリンパ流にのって肺門リンパ節で類上皮性肉芽腫をつくり，初感染巣と肺門リンパ節病巣との初期変化群（primary complex）がつくられる．結核菌はリンパ行性，血行性に広がることがある．粟粒結核は，大量の結核菌が血中に移行し，菌が散布した結果である．初感染が非活動化された病巣でも，細胞性免疫能が低下すると二次結核として再燃発症する．

4 症 状

　2 週間以上続く湿性咳嗽，血痰，微熱，盗汗は古くから肺結核を疑う．その他，倦怠感，食思不振，体重減少，胸痛などがある．

B. 検 査

1 血液生化学的検査

　好中球増多，CRP 上昇，赤血球沈降速度（赤沈）亢進，胸水アデノシンデアミナーゼ（ADA）上昇など

2 胸部単純Ｘ線と胸部 CT

　好発部位は両側肺尖と上下葉区（S^6）である．浸潤影，結節影，空洞，石灰化，線維化などが混在する．近年，肺癌との鑑別が問題になるが，娘結節，不整な浸潤影，石灰化などが伴えば肺癌より結核を考える．

表4 検出菌数記載法

新記載法	蛍光法（200倍）菌数/視野	Ziehl-Neelsen法（1,000倍）菌数/視野	ガフキー号数（500倍）
−	0/30	0/300	G0（0/全視野）
±	1〜2/30	1〜2/300	G1（1〜4/全視野）
1+	2〜20/10	1〜9/100	G2（1/数視野）
2+	≧20/10	≧10/100	G5（4〜6/1視野）
3+	≧100/1	≧10/1	G9（51〜100/1視野）

3 喀痰塗抹検査

早朝の喀痰（3連痰）や胃液を塗抹検査（Ziehl-Neelsen染色，蛍光法）で判定する．結核菌の数によりガフキー（Gaffky）0〜10号（表4）に分類されている．非結核性抗酸菌との鑑別はできない．

4 喀痰培養検査

小川培地で培養する．通常4〜8週間の日数を必要とするが，迅速培養法も開発されている．陽性の場合は必ず薬剤感受性検査を行う．

5 遺伝子診断法

核酸増幅法としては，Mycobacterium Tuberculosis Direct（MTD）法とリアルタイムPCR（TaqMan PCR）がある．MTD法はRNAを増幅し，PCR法はDNAを増幅している．迅速診断法としてキャピリアTB Neoがある．

6 結核菌特異的全血インターフェロンγ遊離測定法 (interferon-gamma release assay：IGRA)

結核菌を貪食したマクロファージはTリンパ球に抗原情報を提示し，結核特異抗原に感作されたTリンパ球はインターフェロンγを産生する．この産生機序を利用してESTAT-6，CFP-10による抗原刺激によりTリンパ球から放出されるインターフェロンγを測定して結核感染の有無を診断する．IGRA検査にはクォンティフェロンTBゴールド検査とELISPOT法のT-スポット.TB検査の2種類がある．ツベルクリン反応よりも特異度・感度が高いといわれており，潜在性結核感染の診断に利用されている．

7 気管支鏡検査

気道内喀痰，病巣擦過物，生検組織，気管支肺胞洗浄液等で塗抹染色，培養検査，遺伝子検査を施行する．なお，検査実施者はN95マスクを着用する．たとえ喀痰塗抹陰性の患者であっても，激しい咳とともに大量の結核菌が飛散する可能性があるため，医療従事者への感染対策が必要である．排菌の可能性がある患者の検査はその日の最後に行い，終了後は検査室内を徹底して殺菌する．

C. 治 療

1 化学療法

肺結核の治療は化学療法が主体である．結核菌の感受性を有する抗結核薬を3剤または4剤併用療法を施行する（**表5**）．副作用の発現と他薬剤との相互作用に注意する．

初回治療：isoniazid（INH），rifampicin（RFP），pyrazinamide（PZA）にstreptomycin（SM）またはethambutol（EB）を2ヵ月間，続いてINH，RFPまたはINH，RF，EBを4ヵ月間投与する．80歳以上の高齢者や肝障害者ではINH，RFPにSMまたはEBを6ヵ月間，続いてINH，RFまたはINH，RFP，EBを6ヵ月間投与する．

表5 抗結核薬

薬剤名	略字	成人投与量	主な副作用
isoniazid	INH	0.2〜0.5 g 連日	末梢神経炎，肝障害
rifampicin	RFP	0.45 g 連日	肝障害，胃腸障害，血小板減少症
pyrazinamide	PZA	1.5〜2.0 g 連日	肝障害，高尿酸血症，胃腸障害
streptomycin	SM	1.0 g 週2回筋注	前庭機能障害，聴力障害
ethambutol	EB	0.75〜1.0 g 連日	視力障害，末梢神経障害

その他，kanamycin（KM），ethionamide（ETH），enviomycin（EVM），p-aminosalicylic acid（PAS），cycloserine（CS）などが基準薬をして示され，その後 fluoroquinolone（FQs）も結核治療に導入されている．

2 外科的療法

結核に対する化学療法の進歩によって，外科治療が必要となる症例は減少した．しかし，化学療法の効果が不十分である，結核菌が薬剤に対して耐性がある，排菌が継続する，喀血等の症状が改善しない，瘻孔の管理ができないなどの場合には外科的治療が必要となる．

a）肺切除術

基本手技は肺癌に対する手術術式と同様である．手術方法としては肺切除術を原則とする．感染病巣が左肺なら1葉内，右肺なら2葉内までに限局している症例，限局性空洞例は肺葉切除術の適応となる．また，末梢限局性の結核腫は VATS の適応となる．肺としての機能が失われた荒蕪肺は治療に反応しないため，肺切除術の適応であるが，多くは胸壁との癒着が強く手術に難渋する．喀血のコントロール不良の場合や短時間で数百 mL の喀血がある場合は，出血部位を確認して肺葉切除術を行う．耐性菌を排出する多剤耐性結核に対しては，切除対象が空洞や荒蕪肺で散布巣は残っても手術後のコントロールは可能とされる．肺葉切除術以外には，楔状切除術，核出術，区域切除術，肺全摘術などがある．肺結核では臓側胸膜と壁側胸膜が広範囲に癒着していることが多い．強固な癒着がある場合には肺組織の損傷と胸壁からの出血に細心の注意を払う．出血部は丹念に止血しながら手術を進める．リンパ節は肺動脈や

肺静脈に強固に固着していることがあり,剥離の際に血管を損傷しないようにする.肺切除術後に死腔が大きいような場合には,次項の胸郭成形術を追加することがある.

b) 虚脱療法

外科的虚脱療法として命脈を保ってきたのは胸郭成形術であるが,最近は施行されなくなってきた.胸郭成形術は肋骨を切除して胸郭を縮小し,肺の一部を選択的に萎縮させ,虚脱した肺病巣の誘導気管支が屈曲閉塞するため,空洞が閉鎖され結核菌の撒布が防止される.また,虚脱肺の炎症による線維化が進行する.古典的な全胸郭成形術は上位肋骨より3回に分けて片側全肋骨を切除する方法がとられるが,場合により第1肋骨は切除しないこともある.慢性膿胸に対して部分的な胸郭成形術を行って膿胸腔の縮小をはかることがある.胸郭成形術後の合併症としては胸壁動揺や奇異呼吸に由来する呼吸困難が進行する.チェストバンドを使用して動揺部を圧迫してもらう.古くは砂嚢をのせて固定していた.術側には胸郭変形が起こり,脊椎側弯症が発生する.

c) 結核性膿胸の外科的療法

急性膿胸に対しては穿刺排膿術または胸腔ドレナージが施行される.慢性膿胸に対しては膿胸腔縮小術,肺剝皮術,胸膜肺切除術等が施行される.

d) 結核性気管支狭窄

末梢肺域の閉塞性肺炎や気管支拡張症を惹起する.病変が広範囲であったり,末梢に発生している場合には肺切除術の適応となる.病変が近位側であり,末梢の肺組織を温存したい場合に気管支管状切除術などが適応となる.気管支鏡下の狭窄拡張術も試みられている.

術後合併症として肺および剝離面からの胸腔内出血,残存肺再膨張不全,無気肺,気管支胸膜瘻などがある.術後1週間以内に発症する早期気管支瘻の大部分は気管支断端の虚血や不良な創傷治癒のためと考えられる.2週間以上経過して発症する晩期気管支瘻は結核性病変の進展によるものと,胸腔内感染によるものとがある.急な咳,血痰,発熱,呼吸困難を特徴とする.

e) 大量喀血の治療

健側肺に血液が流入して窒息することを防ぐ.そのため,緊急措置として出血側を下にした体位をとり,ダブルルーメンチューブの気管内挿管を行い,まず気道を確保する.ダブルルーメンチューブが利用できな

ければ，健側主気管支に片肺挿管する．または，気管支鏡下にFogartyカテーテルを挿入して責任気管支を閉塞する．バイタルサインが落ちついたら，気管支動脈塞栓術を施行する．それでも喀血のコントロールが不良なら肺切除が必要である．

3 感染予防

肺結核は飛沫感染を起こすため，排菌のある結核患者は感染症法の規定により隔離入院の対象となっている．転院先がみつかるまでは，室内空気が病棟に漏れない閉鎖個室（可能なら陰圧個室）に移し，患者の診察や搬送に際しては，患者にサージカルマスクを，医療従事者にN95マスクを装着し，窓を開けるなど換気に留意する．咳嗽による飛沫細菌は口もとではサイズが大きいのでサージカルマスクで飛散を防げると考えられている．空中を漂う結核菌はN95マスクを適切に装着しないと感染をふせげない．

用語解説

BCG
Bacille de Calmette et Guérin（仏語，カルメット・ゲラン桿菌）の略．ウシ型結核菌を繰り返し培養し，抗原性だけが残った細菌を利用した結核に対する弱毒性生ワクチンがBCGワクチンである．

ツベルクリン反応
結核菌蛋白抗原である精製ツベルクリンPPD（purified protein derivative）0.05 mgの0.1 mL溶解液を前腕掌側皮内に注射して膨疹をつくり，48時間後に反応発赤（長径×短径）を判定する（**表6**）．陽性者は現在結核に罹患，過去に結核に感染，BCG接種のいずれかを判断する．

ガフキー号数
新結核菌検査指針で検出菌数記載法が改められた（**表4**参照）．

感染症法
結核は2類感染症に指定されており，結核と診断した場合のみならず，「結核疑似症と診断するに足る高度の蓋然性が認められる場合」に

表6 ツベルクリン反応判定

区分	判定	符号
発赤長径＜10 mm	陰性	−
発赤長径≧10 mm	弱陽性	＋
＋硬結	中等度陽性	＋＋
＋二重発赤，水疱，壊死	強陽性	＋＋＋

は，ただちに近くの保健所に届け出る義務がある．届け出別紙には結核病学会病型分類の記載が必要である．

4 非結核性抗酸菌症

A. 疾患の概要

概念：結核菌と癩菌以外の *Mycobacterium* 属非結核性抗酸菌群による肺感染症である．

疫学：日本では *M. avium* と *M. intracellulare* の2菌種を区別しない *M. avium* complex（MAC）による感染症が全非結核性抗酸菌症の83％，*M. kansasii* によるものが8％となっている（2001年調査）．

病型：結節・気管支拡張型と線維空洞型がある．

①結節・気管支拡張型：中葉舌区を中心に気管支拡張症と結節を多発する．50代以降の非喫煙女性に多い．日本のMAC症の大半を占める．

②線維空洞型：肺尖や上肺野中心に空洞が多発する．結核に類似する．喫煙男性に多い．

症状：咳，痰，発熱など肺炎や肺結核と類似の症状を示す．

検査：結核の検査と同様であり，結核との鑑別が重要となる（図7）．時に肺癌との鑑別が困難な例がある．肺癌疑いで肺生検を行い，診断されることがある．

B. 治療

結節・気管支拡張型に対する化学療法の効果はまちまちである．効果が悪ければ肺切除術を考慮する．線維空洞型では，速やかに最大限の化学療法を実施し，肺切除術も積極的に考慮する．rifampicin（RFP），ethambutol（EB），clarithromycin（CAM）の3薬剤療法が基本である（表7）．必要に応じて streptomycin（SM）または kanamycin（KM）の併用を行う．CAMの単独療法は耐性菌が出現するため，決して行ってはならない．

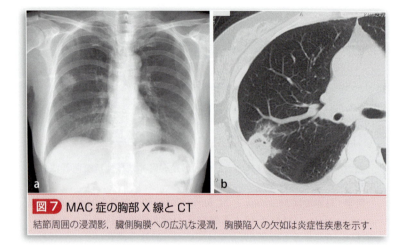

図7 MAC症の胸部X線とCT
結節周囲の浸潤影，臓側胸膜への広汎な浸潤，胸膜陥入の欠如は炎症性疾患を示す．

表7 非結核性抗酸菌症治療薬

薬品名	略語	処方例※
rifampicin	RFP	1回10 mg/kg（600 mgまで）1日1回
ethambutol	EB	1回15 mg/kg（750 mgまで）1日1回
clarithromycin	CAM	1回15〜20 mg/kg（600〜800 mgまで）1日1回（800 mgは400 mg 1日2回とする）
streptomycin	SM	1回15 mg/kg以下（1,000 mgまで）週2回筋注
kanamycin	KM	1回15 mg/kg以下（1,000 mgまで）週2回筋注

※投与期間は菌陰性化後約1年（英国では2年としている）．

5 肺放線菌症

概念：主にイスラエル放線菌 *Actinomyces israelii* による肺炎であり，膿胸を引き起こす．

病因：口腔内や腸管に常在する嫌気性菌である *Acrinomyces* は，血行性に全身に感染し硬結膿瘍を形成する．菌を含む口腔内分泌物が，無気肺のような嫌気性環境に吸入された場合に肺放線菌症が発症する．

症状：咳嗽，膿性痰，血痰，微熱，体重減少，胸痛

診断：喀痰検査での診断はむずかしい．胸部X線で肺炎と診断される．生検組織の病理学的検査にて診断され，また分離培養することで診断は確定する．

臨床経過：胸膜に波及すると膿胸を引き起こす．

治療：ペニシリンGが効果的である．抗菌薬抵抗性の限局性病変は外科的に切除する．膿胸には胸腔ドレナージを行う．

6 肺寄生虫症

A. 肺包虫症

　肺エキノコックス症（肺包虫症）はキツネ，イヌ，ネコなどの排泄虫卵を経口摂取することより感染する人畜共通感染症である．緯度の高い地域に多いとされる．主に肝臓に寄生するが，稀に肺にも寄生し，咳，血痰，胸痛，発熱など結核類似症状を呈する．胸部X線検査では囊胞状の所見を呈す．外科的切除の対象となる．

B. 肺吸虫症

　虫卵は水中で発育し，貝，カニと中間宿主を経由して，終宿主がそれらを摂取することにより終宿主の小腸へ移行し，腹壁を穿孔して胸腔をへて肺に移動し感染するといわれる．胸水貯留，気胸，発熱，発咳，血痰などがあり，吸虫駆除薬が投与される．

C. 肺イヌ糸状虫症

　イヌの心臓に寄生するイヌ糸状虫（*Dirofilaria immitis*）が蚊を媒介として血行性に肺に寄生し，小さな梗塞を引き起こして病変をつくる．イヌの飼育歴が参考となる．胸部X線あるいは胸部CT検査では結節影として診断され，画像上肺癌との鑑別は困難である（図8）．FDG-PETはさまざまに集積を示す．免疫血清学的検査は有用であるが，専門検査施設でのみ可能である．診断と治療を兼ねて肺部分切除術を施行する．

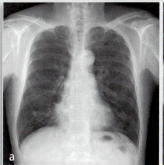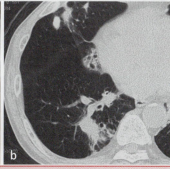

図8 肺癌に併発したイヌ糸状虫症
右鎖骨中線第6肋骨部の結節陰影（胸部X線）．右中葉の結節影が犬糸状虫症，下肺の結節影は肺癌（CT）．

7 感染性肺嚢胞

　概念：肺嚢胞の細菌感染症である．嚢胞内に浸出液を認めて診断される．

　症状：高熱が出現し，周囲や対側正常肺に吸引性肺炎が発症すると咳嗽，喀痰，息切れなどがある．

　診断：胸部X線像と胸部CTにて診断は容易であるが，嚢胞内の感染か，臓側胸膜外の感染かは診断に苦慮することがある（図9）．

　治療：強力な抗菌薬の投与を施行する．治療に抵抗する場合は外科的切除が必要である．嚢胞内へのドレナージチューブ挿入は禁忌である．

7 感染性肺嚢胞

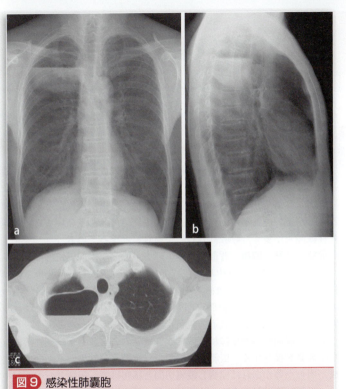

図9 感染性肺嚢胞
右上肺野に鏡面像を伴う透過性亢進の嚢胞があり，側面像でも明らかである．

8 縦隔炎・縦隔膿瘍

A. 疾患の概要

概念：縦隔の炎症を縦隔炎，縦隔に膿瘍が形成された病態を縦隔膿瘍という．

病因：食道穿孔（食道癌，内視鏡，異物，外傷，術後など）に起因することが多い．近年は頭頸部の炎症が縦隔へ波及して発症する降下性壊死性縦隔炎が多く，呼吸器外科の手術対象となっている．

症状：発熱，胸痛，背部痛，嚥下障害，悪心，胸部不快感，全身倦怠

診断：血液検査で好中球増多，赤沈亢進，CRP 上昇を認める．38℃以上の発熱があれば，血液培養を行う．胸部 X 線検査で縦隔陰影の開大やガス像を認める．胸部 CT にて液体やガスの貯留を認めれば診断は確定する．病歴聴取や食道内視鏡にて食道由来か否かを鑑別する．

治療：限局性の膿瘍には広域スペクトラムの抗菌薬と嫌気性菌に有効な抗菌薬を投与する．広範囲な縦隔炎，抗菌薬の効果が不十分，膿瘍形成が明らか等があれば開胸し縦隔切開と掻爬排膿，縦隔ドレナージを行う．近年は胸腔鏡下手術が施行される．経口摂取を禁止し，中心静脈栄養にて管理する．

予後：敗血症，播種性血管内凝固（DIC），多臓器不全を発症する前にドレナージ治療を施行すれば予後は良い．

B. 降下性壊死性縦隔炎

概念：頭頸部の炎症が縦隔に波及して，縦隔炎を発症した病態である．まず深頸部膿瘍が発生し，解剖学的間隙に沿って胸腔内に侵入し，上縦隔から全縦隔まで波及する．ガスが発生することがある．また，しばしば胸膜炎，膿胸，心囊炎を併発する．多くは呼吸器外科的治療が必

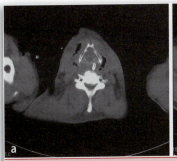 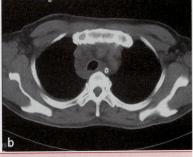

図10 降下性壊死性縦隔炎（頸部膿瘍）
頸部にガス像と膿瘍を認める（a）．気管周囲に膿瘍を認める（b）．

要であるが，同時に頭頸部の外科的治療も必要となる．

病因：扁桃炎，喉頭蓋炎，歯周病などが原因となる．口腔内常在菌である *Streptococcus* 属，*Prevotella* 属，*Bacteroides* 属などが起因菌となる．嫌気性菌とガス産生菌のことがしばしばある．頸部では解剖学的間隙が多く，かつ頸部から縦隔には連続した間隙が形成されているため，頸部膿瘍は重力に従って縦隔内に流入して炎症は拡大する．さらに，胸腔内は陰圧であるため，膿瘍は胸腔内にとどまる傾向にあり，感染は温存され悪化する．

症状と所見：発熱，咽頭痛，嚥下障害があり，扁桃や咽頭の発赤，腫脹，疼痛，歯肉の膿漏出，下顎部腫脹と圧痛，頸部の発赤，腫脹，疼痛などを示す．

検査：血液検査，血液培養，穿刺液や膿の塗抹と培養を施行する．

診断：臨床所見と頸部〜胸部X線検査，CT検査で診断する（図10）．胸部X線検査では頸部の腫大，縦隔陰影の拡大，胸水貯留，心陰影の拡大などを示す．CT検査は頸部から横隔膜まで撮影する．膿瘍像とガス像が特徴的である．膿瘍が上縦隔に限局しているタイプ，前縦隔まで波及しているタイプ，前縦隔と後縦隔まで波及しているタイプに分類されることがある．頭頸部より上腹部までのヘリカルCT検査が有用である．

治療：敗血症に準じた治療が必要である．強力な抗菌薬と投与する．

VI 炎症性疾患

　原因菌が不明なら，広スペクトラムの抗菌薬と嫌気性菌に有効な抗菌薬を投与する．原因菌を同定し，薬剤感受性のある抗菌薬を投与する．頸部膿瘍のドレナージと縦隔膿瘍のドレナージが必要である．膿瘍が左腕頭静脈より頭側の上縦隔に限局していれば，縦隔鏡による縦隔のドレナージを施行する．左腕頭静脈より尾側に及ぶ場合は胸腔鏡や開胸による縦隔掻爬術と縦隔および胸腔ドレナージを施行する．複数のドレナージチューブの留置が必要となる．胸腔内穿孔例では胸腔ドレナージ，心嚢炎があれは心嚢切開ドレナージを施行する．DICの対策と治療が必要になることがある．中心静脈栄養が必要である．

　予後：進行すると敗血症，ショック，多臓器不全となる．2011年の全国統計では在院死亡率が9.1％と高く，迅速な診断と治療が重要である．

第 VII 章
肺血管疾患

肺動静脈瘻

A. 疾患概念と疫学

　肺動静脈瘻（isolated pulmonary arteriovenous fistula）は，肺動脈と肺静脈が毛細管を介さず直接短絡路を形成する異常で，先天性のものと後天性のものがある．多くは先天性で，Rendu-Osler-Weber 病の一分症のことがある．Rendu-Osler-Weber 病は近年では遺伝性出血性毛細血管拡張症（hereditary hemorrhagic telangiectasia：HHT）と呼ばれ，全身の血管に異常が起こる常染色体優性遺伝の疾患である．後天性としては末期の肝疾患患者でみられる肝肺症候群と呼ばれる疾患があるが，肺動静脈瘻ではなく肺内シャントの増大が病態である．

　HHT の発生頻度は 1 万人に 1〜2 名程度といわれる[1]．肺動静脈瘻は HHT の患者の約 30％にみられ，肺動静脈瘻の患者の 90％が HHT といわれる．

B. 病因と診断

1 HHT の分類

　HHT は表 1 のごとく分類される．

2 分子生物学的検討

　肺動静脈瘻に関与するのは HHT1 であり，9 番染色体の endoglin 遺伝子（ENG）の変異が原因とされる[2]．

表1 Hereditary hemorrhagic teleangiectasia (HHT) の分類

HHTタイプ	特徴	遺伝形式	関連疾患	染色体	遺伝子
HHT1	高頻度の肺動静脈瘻	常染色体優性		9	Endoglin
HHT2	より軽症	常染色体優性	原発性肺高血圧	12	ALK-1
HHT3		常染色体優性		5	
HHT4		常染色体優性		7	
JP-HHT		常染色体優性	若年性ポリポージス	18	Smad4

3 診 断

a) 動静脈瘻の診断

①胸部X線像,肺動脈造影,造影胸部CT:周囲との境界が明瞭な腫瘤状陰影を認め,造影することにより直接的に動静脈瘻を確認することができる.

②肺血流シンチグラフィ:肺血管の描出に加え腎臓などの描出がみられることで間接的に診断がつく.これは,検査に用いる^{99m}Tc-MAA(テクネシウム99m粗大凝集アルブミン)が本来ならば肺毛細管に微小塞栓をつくり描出されるが,肺動静脈瘻があると右左シャントが生じ脳,腎臓,唾液腺などに塞栓してしまうためである.右左シャントを生じる病態としては先天性心疾患(Fallot四徴,総肺静脈灌流異常,三尖弁閉鎖,大動脈弓離断,左心低形成症候群,完全大血管転位,純型肺動脈閉鎖,Ebstein奇形,両大血管右室起始,単心室,Eisenmeneger化など)肺動静脈瘻,肺動静脈奇形,肝肺症候群などがある.

③血液検査:多血症がみられる

④血液ガス分析:酸素投与でも改善しないPaO_2の低下.$A-aDO_2$の開大.

b) HHT1の診断

以下の診断基準 i〜iv)までの3項目で確診,2項目で疑診とされる.
 i) 自然に生じ,再発する鼻出血
 ii) 多発する毛細血管拡張症,特に顔面,口唇,口腔,指

iii）内臓動静脈奇形（肺，脳，肝，脊髄）または胃腸粘膜の毛細血管拡張
iv）一親等以内の家族歴の存在

さらに，endoglin gene などの遺伝子解析により確実になる．

C. 症状・臨床経過と治療

症状：肺動静脈瘻があれば右左シャントが存在し，酸素化の低下，全身倦怠，呼吸不全，チアノーゼ，喀血を生じることもある．また，多血症となることが多い．

臨床経過：肺動静脈瘻のみならず脳にも動静脈瘻が存在する可能性があり，喀血や，脳出血が生じるとされる．瘻を介して細菌や静脈血栓が脳に至ることがあり，脳膿瘍を発症したり脳梗塞を生じるといわれている．前述のように多血症となり血栓が生じやすいことも原因とされる．

治療：血管構造が単純な場合や概ね 10 mm 程度の太さまでの流出血管の場合はコイルでの閉塞が可能である．瘻が多発している場合や 10 mm 以上の場合はコイルの逸脱の危険があり，外科手術を行うことになる．

■文 献
1) Berg J et al：Hereditary haemorrhagic telangiectasia：a questionnaire based study to delineate the different phenotypes caused by endoglin and ALK1 mutations. J Med Genet **40**：585-90, 2003
2) Dupuis-Girod S et al：Hereditary hemorrhagic telangiectasia：from molecular biology to patient care. J Thromb Haemost. **8**：1447-56, 2010

症例提示

15歳女性．高校の健診で右胸部異常陰影を指摘．意識清明．身長153.3 cm，体重42.0 kg．体温36.3℃．呼吸数16/分，脈拍80/分．血液所見：赤血球572万，Hb16.0g/dL，Ht 49.0%，白血球6,650，血小板25.5万．血清生化学所見に異常なし．呼吸機能検査：VC 3.82 L，%VC123.2%，FEV_1% 82.4%，SpO_2 84%．胸部X線像（a）と胸部造影CT（b）にて，周囲との境界明瞭な腫瘤状陰影が認められた．

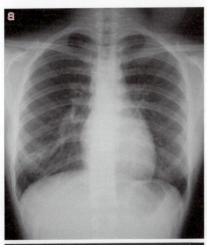

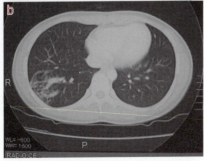

～診断のポイント～

若年女性で胸部の異常陰影があり，血液所見で赤血球増多，酸素飽和度の低下がある．胸部造影CTで腫瘤に流入・流出する血管影を確認できれば肺動静脈瘻を強く疑わなければならない．

2 肺底(区)動脈下行大動脈起始症

A. 疾患概念と疫学

肺底(区)動脈下行大動脈起始症(anomalous systemic arterial supply to normal basal lung segments)は,下行大動脈から肺底区へ血液が流入する疾患である.

1946年にPryceが肺分画症を3型[1]に分けた際のⅠ型.異常動脈が正常肺組織に流入するもので,現在では肺分画症から独立した疾患[2,3]として考えられている.

CTの普及により,また本疾患概念が定着して以来,本邦でも,またアジア諸国での報告例が多くなったとされる[4].本邦では男性に多く,発生部位は左に多いとされている[5].

B. 病因と診断

胎生早期の原始背側動脈の遺残腹側枝が消滅せずに残存したと考えられている[5].

診断は,胸部造影CTや肺動脈造影で肺底区に分布する肺動脈がなく,下行大動脈から肺底区に栄養する異常血管を証明することによる.

C. 症状・臨床経過と治療

症状:左右シャントによる血痰や喀血が生じることもあるが,無症状のこともある.多くの症例での術前気管支鏡所見で異常を認めないとされる.

臨床経過:血痰や喀血が増強して胸痛などの症状を呈することがあ

る．分画肺を有さないため感染症を引き起こすことは稀である．しかし，左左シャントによる心不全の発生の可能性もある．

治療：血痰や喀血による罹患肺葉の傷害程度による．異常動脈の切離と下葉切除または還流肺底区切除を行う．

■文　献
1) Pryce DM：Lower accessory pulmonary artery with interlobar sequestration of lung：a report of seven cases. J Pathol **58**：457-67, 1946
2) Sade RM et al：The spectrum of pulmonary sequestration. Ann Thorac Surg **18**：644-58, 1974
3) 小川純一ほか：肺底区動脈大動脈起始症に対し肺動脈再建を行った一例．胸部外科 **38**：316-21, 1985
4) Jiang S et al：Endovascular embolization of the complete type of anomalous systemic arterial supply to normal basal lung segments：a report of four cases and literature review. Chest **139**：1506-13, 2011
5) 井上修平ほか：左肺底動脈大動脈起始症（Pryce I 型）の 1 切除例　本邦報告例 27 例の検討．日胸外会誌 **45**：1195-202, 1997

症例提示

45歳男性．職場健診にて左胸部異常陰影を指摘．胸部造影CTにて肺底区動脈下行大動脈起始症と診断された．胸部X線像（a），胸部造影CT水平断（b），胸部造影CT前額断（c）を示す．

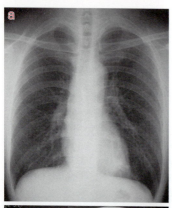

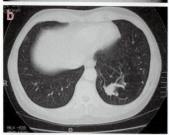

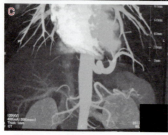

～診断のポイント～
胸部異常陰影で肺癌疑いとなっても，術前に必須な胸腹部造影CTを撮影すれば診断は容易である．

3 一側肺動脈欠損症

A. 疾患概念と疫学

　一側肺動脈欠損症（unilateral absence of a pulmonary artery）は，先天性に肺動脈が欠損している疾患である．

　先天性心奇形に合併するものは小児心臓外科疾患の範疇である．本項は一側の肺動脈欠損のみが生じている疾患について記述する．

　本症単独の場合は非常に稀である[1]．1868年に最初の症例報告がなされてから2000年までに108症例が報告されている．右肺動脈欠損では心奇形を伴わないことが多いが，時に動脈管開存の合併がみられることがある．一方，左肺動脈欠損では心奇形を多く伴うとされる．本症を合併する先天性心疾患としては，Fallot四徴症，中隔欠損症，大動脈縮窄症，大動脈弁下狭窄，大血管転移症，肺動脈弁狭窄症，シミター症候群などがある．

B. 病因と診断

　発生原因として第VI鰓弓動脈の発生異常が考えられている．一方，肺血管床は第VI鰓弓とは別に形成され，末梢動脈は正常に形成されるため，末梢の肺動脈は体循環系の血液（気管支動脈・肋間動脈・内胸動脈）を受けると考えられている[2,3]．

　超音波検査や造影胸部CTなどで診断がつく．換気-血流シンチグラフィでも，どちらの肺動脈が欠損しているのかを診断できる．

C. 症状・臨床経過と治療

症状：無症状のものから呼吸困難，咳嗽，血痰，繰り返す肺炎，肺高血圧症を呈するものまでさまざまである．

臨床経過：肺高血圧症を示す症例は学童期までに発見されることが多く，予後はきわめて不良とされる．出生直後に動脈管が閉鎖されると患側肺動脈が低形成となるため，早期の患側肺動脈血流の維持と末梢肺動脈の成長を促進する治療を要する．

治療：新生児期に診断された心奇形を伴わない一側肺動脈欠損症に対して欠損肺動脈の再建術を行うことが報告されている．

■文　献

1) Ten Harkel AD et al：Isolated unilateral absence of a pulmonary artery：a case report and review of the literature. Chest **122**：1471-7, 2002
2) 久住浩美ほか：肺動脈欠損症のCTにおける肺野線状陰影．日小児放線会誌 **13**：75-81, 1997
3) Cucci CE et al：Absence of a primary division of the pulmonary trunk. An onogenetic theory. Circulation **29**：124-31, 1964

4 Swyer-James症候群

A. 疾患概念と疫学

1953年SwyerとJamesにより報告された疾患概念[1]で,1954年に同様症候群をMacLeodも報告[2]したためSwyer-James-MacLeod症候群ともいう.多くは片側肺(両側性のこともある)の透過性亢進状態で血管陰影が消失してみえ,気管支が末梢まで追えないことが特徴である.非患側肺であっても小領域のair trappingによる透過性亢進がみられることも報告されている[3].小児期の下気道感染症により気管支の閉塞が生じ,末梢のair-trappingと肺血流の減少を生じる疾患とされる.

気管支に対する障害は一般的に肺胞数が増加している8歳までに生じるが,気管支の閉塞などの症状は成長後にも起こりうる[4].

B. 病因と診断

幼少期の炎症,アデノウイルス,はしか,百日咳,結核,マイコプラズマ感染などによる肺炎と考えられている[5].病理学的には閉塞性細気管支炎である.

特徴的な胸部X線像では,左右非対称で透過性が亢進した肺,または肺葉が認められ,小さな肺門陰影に伴う肺血管,気管支壁の肥厚,気管支拡張症が認められる.

C. 症状・臨床経過と治療

症状:肺に空気を取り込む(air-trapping)ために呼吸によって縦隔の移動がみられる.胸部CTではair-trappingによる肺透過性亢進と肺

血管の狭小化と分岐数の減少もみられる．CTでは片側肺のみならず両側肺にモザイク状に上記の所見が認められることもあり換気肺シンチグラフィなどでの診断が必要となることもある[6,7]．

臨床経過：重篤な肺気腫になり慢性気管支炎，細気管支炎を生じるようになることもある．

治療：一般的には保存的治療で経過するが，上記のように咳や膿性痰が出現するようになれば肺葉切除，片側肺の全摘などもありうる[8]．

■文　献

1) Swyer PR et al：A case of unilateral pulmonary emphysema. Thorax **8**：133-6, 1953
2) MacLeord WM：Abnormal transradiancy of one lung. Thorax **9**：147-53, 1954
3) Stern EJ et a：Dynamic ultrafast high resolution CT findings in a case of Swyer-James syndrome. Pediatr Radiol **22**：350-2, 1992
4) Fraser RG：Diagnosis of diseases of the chest, 3rd ed, Saunders, Philadelphia, p2177, 1990
5) Wasilewska W et al：Unilateral hyperlucent lung in children. Am J Roentgeol **198**：W400-W414, 2012
6) Khalil KF et al：Swyer-James-MacLeod Syndrome. J Coll Physicians Surg Pak **18**：190-2, 2008
7) Gopinath A et al：Swyer-James syndrome. Conn Med **69**：325-7, 2005
8) Da Silva PS et al：Swyer-James-Macleod syndrome in surgically treated child：a case report and brief literature review. J Pediatr Surg **47**：e17-22, 2012

第VIII章
小児先天性疾患

先天性肺気道奇形

A. 疾患概念と疫学

　先天性肺気道奇形（congenital pulmonary airway malformation：CPAM）は，先天性肺囊胞疾患で，肺の形成過程において気管支閉塞機転の生じる時期と閉鎖レベルにより分類される疾患の1つである[1-3]．先天性囊胞性疾患（congenital cystic adenomatoid malformation：CCAM）[4]と呼ばれていた疾患群を包括的に分類しなおした．

　気管支肺前腸奇形（bronchopulmonary foregut malformation）の一部と考えられている．先天的な消化管や気管支，肺気道の閉鎖症を生じる奇形の一分症である．病理学的に腺腫あるいは腺腫様組織にみられる細気管支以下の末梢気道の増生がみられる．CCAM は囊胞の大きさで I～III 型に分類され，さらに，CPAM として発生部位により病理組織学的に 0～4 型に分類された（表1）．

　先天的な肺病変の 25% にあたるとされている．25,000～35,000 妊娠につき 1 症例に生じるといわれ，男児に多いとされる．Subtype として表1のものが示されている[1,5]．

B. 病因と診断

　病因：気管支に閉塞機転が生じ，その遠位に分泌物や空気の貯留を起こして囊胞を形成する．囊胞への流入気管支にチェックバルブ機構が作用し空気が捕捉されるために，囊胞の増大を招く．囊胞が巨大化すれば正常肺を圧迫し呼吸障害を呈することがある．また，出生直後の肺呼吸開始とともに囊胞の巨大化が生じて重篤な呼吸障害を生じることもある．肺葉構造は存在するが，気管支軟骨と粘漿液腺が欠如することで，気管支軟骨原基が未完成の時期に発育停止した状態．胎生 4～10 週頃に

表1　先天性肺気道奇形の分類

CCAM分類		I型	II型	III型	
CPAM分類	0型	1型	2型	3型	4型
頻度（％）	1〜3	＞65	20〜25	8	2〜4
囊胞（最大径，cm）	0.5	10.0	2.5	1.5	7.0
被覆上皮（囊胞）	線毛多列高円柱上皮杯細胞	線毛多列高円柱上皮	線毛円柱/立方上皮	線毛立方上皮	扁平肺胞上皮
囊胞壁の筋層厚（μm）	100〜500	100〜300	50〜100	0〜50	25〜100
粘液細胞	＋（100％）	＋（33％）	−	−	−
軟骨	＋（100％）	＋（5〜10％）	−	−	−
骨格筋	−	−	＋（5％）	−	−

生じると考えられる．type 1 は大きな囊胞が小さな囊胞に囲まれているもので，最も頻度が多い．type 2 は 2 から 2.5 cm の囊胞が集簇しているもので腎臓の形成不全（renal agenesis）や肺分画症，先天性心奇形を合併することがある．type 3 は小さな囊胞が認められ肺葉全体に及ぶのが特徴的である．新生児において予後が悪いことが報告されている．type 4 は線毛上皮に裏打ちされず 1 葉に及ぶ[6]．

診断：出生前の胎児超音波検査で出生前診断がされる（平均 21 週）．また MRI での診断を行うが，各 type によって所見が異なる．胎児肺内に囊胞性病変が指摘され，時に過膨張して横隔膜・縦隔を圧迫することもある[6]．羊水過多が出生前診断のおよそ半数に認められるが，これは食道圧迫による胎児嚥下障害に起因する．胎児水腫は縦隔偏位によって大静脈が閉塞し静脈還流が阻害されるためと考えられている．

出生後に CPAM と診断される新生児では半数から 2/3 が呼吸促迫，チアノーゼといった呼吸障害を生じる．胸部単純 X 線や胸部 CT が有用で，薄い壁の含気のある多房性の囊胞が認められる．過膨張肺や縦隔偏位，平坦横隔膜が認められることもある．

C. 症状・臨床経過と治療

症状：呼吸障害を伴わない1/3～1/2の症例は，6歳以前に肺炎を繰返したり熱発等の理由で胸部X線像で発見される．乳児や幼児期の繰返す肺炎ではCPAMと肺膿瘍，壊死性肺炎の鑑別が困難なこともある．

臨床経過：出生後に繰り返す気胸，血気胸を認めることもある．また，細気管支肺胞上皮癌，気管支肺癌，肺芽腫，横紋筋肉腫等の報告がある[6]．出生後診断例では肺低形成がなければ予後は良好とされる．

治療：出生前診断例で胎児水腫を生じている大容量の病変には，囊胞の吸引，経皮的シャント留置，胎児手術が行われる．囊胞の吸引は単房性囊胞の場合に有効な手段であるが再発することが多い．経皮的囊胞羊水シャント術はtype 1には有効とされている．type 2, 3の微小囊胞性，充実性CCAMに対しては子宮内手術で摘出し胎児水腫の改善と長期予後を得たとの報告もある[7]．また，出生前診断を得た症例の1/4が分娩前に退縮・消失したとの報告もある．出生後に症状が出る場合，呼吸障害や繰り返す肺炎の予防もかねて肺葉切除ないし部分切除が必要となる[5]．CPAMは悪性化することがあるので切除が望ましいとされる．

■文 献

1) Stocker JT：Congenital and developmental diseases. In：Hammar Sp, ed. Pulmonary Pathology. Springer-Verlag, New York, pp155-190, 1994

2) Rutledge JC et al：Acinar dysplasia：a new form of pulmonary maldevelopment. Hum Pathol **17**：1290-3, 1986

3) Berrocal T et al：Congenital anomalies of the tracheobronchial tree, lung, and mediastinum：embryology, radiology, and pathology. Radiographics **24**：e17, 2004

4) Ch'in KY et al：Congenital adenomatous malformation of one lobe of a lung with general anasrca. Arch Pathol（Chic）**48**：221-9, 1949

5) Shimohira M et al：Congenital pulmonary airway malformation CT-pathologic correlation. J Thorac Imaging **22**：149-53, 2007

6) Gross GW：Pediatric chest imaging. Curr Opin Radiol **4**：36-43, 1992

7) Dumez Y et al：Prenatal management of congenital cystic adenomatoido malformation of the lung. J Pediatr Surg **28**：36-41, 1993

2 先天性気管支閉鎖症

A. 疾患概念と疫学

先天性気管支閉鎖症（congenital bronchial atresia：CBA）は，胎生期に区域・亜区域気管支が閉塞し，閉塞気管支中枢端が拡張し粘液貯留を認め，末梢肺は側副換気により過膨張を呈する[1]．先天性肺気道奇形（CPAM，VIII-1 参照）の部分症と考えられる．

気管支の閉鎖はあるものの，閉鎖部への肺動脈と肺静脈は正常に分布するものをいう．

発見時期は出生後すぐから 60 歳代までと幅広く分布するが，30 歳未満の若年者に多く男性に多く左上葉に多くみられる[2]．

B. 病因と診断

胎生 5～16 週までの気管支発生時期に気管支原基が閉鎖・分離して発生すると考えられ，気管支動脈の血流障害が原因として考えられている[3,4]．

胎児期の超音波診断や MRI によって在胎に診断される[5]とされるが，成人になってから発見されることも多い．この場合，腫瘤陰影として発見され，3D-CT などで（区域）気管支欠損が認められる．

C. 症状・臨床経過と治療

症状：約 60％の患者には症状がなく，通常の胸部 X 線像で発見される．呼吸困難，咳嗽，感染，発熱，気胸が生じることもある[6]．乳幼児期の呼吸不全や小児期の繰り返す呼吸器感染症が認められる．新生児期

に症状を表すのは稀とされる．

 臨床経過：気管支閉鎖症の診断がありとくに症状がなければ経過観察を行うことが多いとされる．しかし，粘液貯留が原因で腫瘤陰影となり増大傾向がみられた場合は，感染等の危険が生じる．

 治療：とくに成人発見例では粘液貯留による腫瘤陰影の増大に伴い肺葉切除，区域切除等が行われる．近年では縮小手術にとどめる症例が多い[7]．

■文　献

1) Ramsey BH：Mucocele of the lung due to congenital obstruction of a segmental bronchus, a case report, relationship to congenital cystic disease of the lung and to congenital bronchiectasis. Dis Chest **24**：96-103, 1953
2) Vaghei R：Bronchial atresia of upper lobe of the lung. Chest **57**：91-4, 1970
3) Lacquet LK et al：Bronchial atresia with corresponding segmental pulmpnary emphysema. Thorax **26**：68-73, 1961
4) Poupalou A et al：Perinatal diagnosis and management of congenital bronchial stenosis or atresia：4 cases. J Thorac Cardiovasc Surg **141**：e11-e14, 2011
5) Kunisaki S et al：Bronchial atresia：the hidden pathology within a spectrum of prenatally diagnosed lung masses. J Pediar Surg **41**：61-65, 2006
6) Morikawa N et al：Congenital bronchial atresia in infants and children. J Pediatr Surg **40**：1822-6, 2005
7) 山口　学ほか：長期間経過観察されていた先天性気管支閉鎖症の一手術例．日呼外会誌 **23**：613-6, 2009

3 肺分画症

A. 疾患概念と疫学

　肺分画症（pulmonary sequestration）は，正常な肺組織とは分画された肺の発生異常で，肺（葉）内型と肺（葉）外型に分類される（表2）．

　異常な大動脈につながる体動脈から栄養を受け，かつ解剖学的に正常な気管支を経て気管支系につながっていない肺組織塊．肺葉内肺分画症は多くは下葉の臓側胸膜で包まれて（共有して）いる．栄養血管は下行大動脈からが75％程度を占め95％近くが肺静脈に還流する．このため，左-左シャントを形成する．肺葉外肺分画症は正常肺とは隔絶している．栄養血管は下行大動脈からが80％を占めるとされ，奇静脈/半奇静脈や上下大静脈に還流することが多く左-右シャントを形成する．

　肺分画症はすべての肺奇形の0.15～6.4％を占めるとされる[1]．

　肺葉内肺分画症は肺分画症全体の75％を占める．症状が肺炎や慢性閉塞性肺疾患（COPD）のような疾患に似ているために，約60％が20歳からやや若い世代で発見される[2]．ほとんど（98％）が下葉に発生し，左肺がやや多いとされる[1]．男女差はない．肺葉外肺分画症と異なり，合併奇形はほとんどみられない．肺葉外肺分画症は新生児期に発症し他の奇形を合併することが多い[3]．男児：女児比は4：1程度である．約60％の肺葉外肺分画症は生後6ヵ月以内に発見されるし，羊水過多や胎児水腫のために子宮内で発見されることもある．半数以上の症例は先天性横隔膜ヘルニア（20～30％にみられる）や横隔膜弛緩症や横隔膜麻痺が合併する．そのほかの奇形として気管支原性嚢胞や重複前腸，迷入膵，脊椎の奇形，心血管系の奇形，泌尿生殖器奇形，腸管奇形などが報告されている．また約15％は横隔膜下からの血液供給を受ける．

表2 肺分画症の分類

	肺葉内肺分画症	肺葉外肺分画症
頻度	75%	25%
男女比	1:1	4:1
発症	20歳以下（20%），無症状（15%）	生後6ヵ月以内（60%）
正常肺との関係	臓側胸膜を共有	隔絶
先天奇形	稀	65%（横隔膜ヘルニアなど）
消化管との交通	稀	あり
左右差	左55%	左65%
発生部位	下葉（98%）	下葉（63%），横隔膜近傍
供給動脈	胸部大動脈（73%）	胸部大動脈（80%）
灌流静脈	肺静脈（95%）	奇静脈/半奇静脈，下大静脈
シャント	左-左	左-右
症状	反復感染，心不全，血痰	呼吸障害，心不全，羊水過多

B. 病因と診断

　肺葉外肺分画症は異常な肺芽（lung bud）が内臓循環系からもたらされて発育した先天異常と考えられている．一方肺葉内肺分画症は先天異常か否かについては意見が分かれる[3]．

　肺葉内肺分画症は胸部造影CTなどで診断される．また換気-肺血流シンチグラフィが診断の一助となる．動脈造影では供給血管が描出される．肺葉外肺分画症は出生早期に呼吸促迫や授乳困難等があり，合併奇形で発見されることが多い．

C. 症状・臨床経過と治療

症状：肺葉内肺分画症では少量の血痰が生じることがあるが，多くは肺炎等で発見される．肺葉外肺分画症では肺炎等の感染が生じる前に診断されることが多い．

臨床経過：肺葉内肺分画症は前述のように肺感染症で発見されるまでは無症状のことが多い．肺葉外肺分画症では合併奇形の重症度にも関連した臨床経過をたどる．

治療：肺葉内肺分画症は感染の危険を回避するために肺葉切除を行うことが多い．肺葉外肺分画症では分画肺のみを切除することが可能であれば切除する．供給動脈に塞栓術を行うこともある[4]．

■文　献

1) Savic B et al：Lung sequestration：report of seven cases and review of 540 published cases. Thorax **34**：96-101, 1979
2) Frazier AA et al：Intralobar sequestration：radiologic-pathologic correlation. Radiographics **17**：725-45, 1997
3) Abbey P et al：Imaging in bronchopulmonary sequestration. J Med Imaging Radiat Oncol **53**：22-31, 2009
4) Lee KH et al：Transcatheter arterial embolization of pulmonary sequestration in neonates：Long turm follow up results. J Vasc Interv Radiol **14**：363-7, 2003

症例提示

77歳女性．胆嚢ポリプの手術前CTにて右後縦隔腫瘍を指摘され紹介となった．神経原性腫瘍と考え胸腔鏡下に手術を行ったところ，肺葉外肺分画症との診断であった．胸部単純CT（a）と胸部MRI前額断（b）および手術所見（c）を示す．

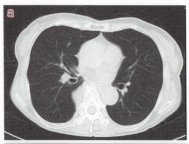

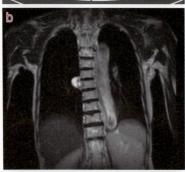

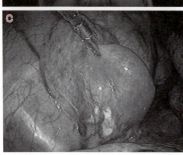

～診断のポイント～

肺分画症は先天性の疾患であるため高齢となって発見されることは少ないが，肺葉内肺分画症は無症状で経過することが多く，他疾患の検査の際に発見されることがある．本症も術前に神経原性腫瘍と診断していたが，手術所見で肺分画症と診断された．診断に苦慮することもある．

4 先天性気管狭窄症

A. 疾患概念と疫学

先天性気管狭窄症（congenital tracheal stenosis：CTS）は，気管が一定の範囲にわたって膜様部を欠き，気管全周を軟骨輪が取り囲んでいる状態である．しばしば心奇形を合併する[1]．

最も一般的なCTSは膜様部を欠き気管軟骨輪が全周を形成しているもので，粘膜下腺や結合組織が肥厚することによる気管粘膜の肥厚が原因となってさらに狭窄が進行する．

CTS単独での発症は一般的ではなく10～25％程度といわれる[2]．約50％のCTS患児が心血管系，呼吸器系の奇形を呈する．肺動脈係蹄（pulmonary artery sling），動脈管開存，心室中隔欠損，重複大動脈弓，異所性鎖骨下動脈，肺無形性，肺低形成，気管気管支などが代表的なものである．また心血管・呼吸器系以外に消化管，腎臓，骨格系の奇形もみられる[1]．これらの合併症の多さからも正確なCTSの発生頻度は不明のままであるがカナダの統計では1：64,500出生児の比率と見積もっている[1]．また，乳児外科入院70,000例中21例にみられたという報告もある．本疾患の死亡率には44～79％と幅がある[3]．

形態学的な分類と機能別の分類があることが報告されている[2,4,5]（表3）．

B. 病因と診断

胎生初期の前腸から気管と食道へ発生する際に何らかの異常が起きたと考えられている．呼吸器の原基（respiratory bud）が受胎22～23日目（Carnegie発生段階の13～14）に喉頭気管溝として発生するときに起きると推定されている．また，adriamycinによる食道閉鎖症のラッ

表3 先天性気管狭窄症の分類

a. Cantrell[4]による形態学的分類と頻度および Cheng[5]による頻度

Type	形態学的特徴	頻度 (Cantrell)	頻度 (Cheng)
I	全体的な低形成：気管の全体が細く，気管支や末梢気道は正常	32%	14%
II	漏斗状狭窄：声門下は正常で気管の終末，分岐部までが狭窄	50%	18%
III	一部のみの狭窄：約 2～5 cm 程度の区域に限っての狭窄	36%	50%

b. Anton-Pacheco[2]による機能別分類と頻度

Type	機能	頻度
Mild	症状がないか稀	31%
Moderate	呼吸器症状はあるが呼吸促迫などはない	46%
Severe	重症な症状で呼吸促迫もありうる	23%
Subtype A	合併奇形なし	
Subtype B	合併奇形がある	

トモデルでは20～100%に前腸の発生異常が濃度依存的にみられるとされ，ラット胎児発生時のビタミンA欠乏症で目，呼吸器，心血管系，泌尿生殖器系，横隔膜に奇形を生じることも知られている．近年では呼吸器の奇形に成長因子と転写因子の関与が示唆されている[1]（**表4**）．

　頸部あるいは胸部の高圧X線像で気道の概略を把握できる．心大血管の異常を把握するために超音波断層法を用いる．気管支内視鏡検査は有用であるが，検査によって粘膜に浮腫などを生じ気管狭窄症状を悪化させる恐れがあるので注意が必要である．現在では3D-CT検査によって狭窄起始部から狭窄の範囲，末梢気道の状況まで把握することができる．

表4 呼吸器奇形に関する成長因子と転写因子

成長因子	受容体	転写因子	表現型および knockout	遺伝子の位置
Shh[a]	Ptch1	Hip1[b](−), Smo(+), Gli1, 2 and 3[c]	Hip-/-=increase of mesenchyme and decreasing in branching	Shh 7q36 Gli1 2q14 Gli2 7p13
			Gli2-/-=EA-TEF[d]	
			Gli2-/-, Gli3-/-=no lung, esophagus or trachea	
		Sox9+/−[e]	Campomelic dysplasia	17q24
	FoxF1 (Forkhead family)		Lung hypoplasia, immaturity, lobulation defects	16q24
TTF-1[f]			TTF-1-/-=sever hypoplasia of the lung, pseudo glandular state	14q13
FGF[g]				
FGF7	FGFR2-IIIb(RTK) tyrosine kinase type		Over expression by artificial SP-C[h] induction, leads to a lung lesion similar to CCAM[i] in mice	3q35
FGF10	FGFR2-IIIb (variant FGF-2)		Only trachea, no lungs	5p13-p12
FGF18	(Not FGFR1) overlapping with FGF7 and FGF10		Abnormal trachea cartilage, peripheral enlarged vessels and ectopic peripheral cartilage	5q34
Vit A	RAR(retinoic acid receptor), α and β		Lung hypoplasia, agenesisi. Absence of trachea-esophageal septum	α 17q21 β 3p24

Presumed mediators, associated phenotype when available, and chromosomal location for each one
a：Sonic hedgehog, b：Hedgehog interacting protein 1, c：Zinc-finger transcription factor family, d：Esophageal atresia and trachea-esophageal fistula, e：From Sox family of transcription factors, f：Thyroid transcription factor-1, g：Fibroblast growing factors, h：Surfactant Protein C, i：Congenital cystic adenomatous malformation

C. 症状・臨床経過

　症状：生後1〜2ヵ月で吸気と呼気に聞こえる喘鳴やチアノーゼ，繰り返す肺炎といった非特異的な症状がみられる．全症例の90%が生後1年以内に診断される．

　臨床経過：症状の軽いものは気管支拡張薬等で軽快するのが，10代になってから運動時の呼吸困難が生じてくることもある．新生児期で発見されたCTSは重症例が多く心奇形を伴った場合は死亡率が非常に高い．乳児期に発見される症例では死亡率は低下する[2,5,6]（表5）．

D. 治療

1 保存的治療

　狭窄の程度が軽く，呼吸症状が軽度な場合は去痰薬，気管支拡張薬，抗菌薬の組み合わせで経過観察することが可能である．成長とともに症状が軽減する症例もある．

2 外科的治療

　症状が高度な症例は新生児期から手術を行わなければならない．狭窄部が短く限定している（全長の1/3以下）場合は狭窄部の切除と端々

表5　年齢別・症状別の臨床経過[2,3]

年齢	症状	手術が必要な心奇形	死亡率
新生児	危篤状態	あり	100%※
新生児	重症	なし	73%
乳児	呼吸不全を伴う肺炎ICU入室	あり/なし	19%
乳児	繰り返す肺炎のみ	なし	16%

※手術の有無にかかわらず

吻合が行われる．狭窄部が長い症例では気管形成術の適応となる．狭窄部の気管前壁を縦切開し，切開部に自家グラフト（肋軟骨，骨膜，心膜など）をあて内腔を拡大する[6-8]．合併症として再狭窄や肉芽形成などがみられることもある．グラフトを使わないスライド気管形成術（slide tracheoplasty）と呼ばれる術式も試みられている[9]．症状が高度な症例が多く，また心奇形を伴う場合が多いので，心奇形の手術に合わせて体外循環下に手術をすることになる[10,11]．内視鏡下に狭窄部をバルーンで拡張させたり，ステントを留置する治療法も試みられている．

■文　献

1) Herrera P et al：The current state of congenital tracheal stenosis. Pediatr Surg Int **23**：1033-44, 2007
2) Anton-Pacheco et al：Patterns of management of congenital tracheal stenosis. J Pediatr Surg **38**：1452-8, 2003
3) Walker LK et al：Extracorporeal membrane oxygenation for perioperative support during congenital tracheal stenosis repair. Anesth Analg **75**：825-9, 1992
4) Cantrell JR et al：Congenital stenosis of the trachea. Am J Surg **108**：297-305, 1964
5) Cheng W et al：The role of conservative management in congenital tracheal stenosis：an evidence-baced long term follow-up study. J Pediatr Surg **41**：1203-7, 2006
6) Chiu P et al：Prognostic factors in the surgical treatment of congenital tracheal stenosis：a multicenter analysis of the literature. J Pediatr Surg **41**：221-5, 2006
7) Idriss F et al：Tracheoplasty with pericardial patch for extensive tracheal stenosis in infants and children. J Thorac Cardiovasc Surg **88**：527-36, 1984
8) Cohen R et al：A new model of tracheal stenosis and its repair with free periosteal grafts. J Thorac Cardiovasc Surg **92**：296-304, 1986
9) Grillo H. Slide tracheoplasty for long-segment congenital tracheal stenosis. Ann Thorac Surg **58**：613-21, 1994
10) Laohapansang M et al：Slide tracheoplasty for severe congenital long segment tracheal stenosis in infants：surgical and anesthetic manage-

ment. J Med Assoc Thai 85 Suppl **3**：S1031-9, 2002
11）Lang FJ et al：Long-segment congenital tracheal stenosis：treatment by slide-tracheoplasty. J Pediatr Surg **34**：1216-22, 1999

症例提示

生後2ヵ月女児．在胎40週の満期産．2日ほど前から咳が出現した．12歳の兄，母も咳をしている．朝から咳がひどくなり近医を受診．血液生化学所見：白血球28,570，CRP 14.1と高値．胸部X線像から肺炎を疑われ紹介．右上肺野に無気肺があり肺炎と診断し抗菌薬の投与等を行った．治療中の胸部CT立体構築像を示す（図）．声門下狭窄がみられ，この後も人工呼吸と抗菌薬治療を継続した．気管支鏡所見では声門下に2mm程度の孔のみ観察できた．1歳8ヵ月現在再度気管支鏡を行いファイバーが通過することができるくらいに拡張した．

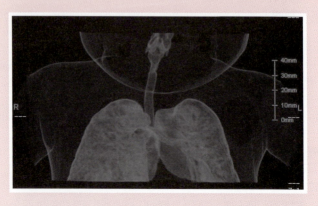

第 IX 章
胸部外傷

I 総論

外傷初期診療の教育プログラムとして，American College of Surgeons, Committee on Trauma（ACS COT）による Advanced Trauma Life Support（ATLS）があり，本邦においても標準的な外傷の病院前救護プログラムとして Japan Prehospital Trauma Evaluation and Care（JPTEC）が開発された．これらは，外傷患者がいつでもどこでも一定水準以上の治療を受けられる体制を構築することを目標としている．

外傷による死亡には，3段階に分けられる．受傷現場での即死，受傷後数時間での大量出血，胸部外傷，頭部外傷による死亡，数週間後の感染症，敗血症による多臓器不全での死亡である．このうち受傷後数時間での死亡は，初期治療に左右され，適切な治療により救命可能な場合があり防ぎうる外傷死（preventable trauma death）とされている．

A. 受傷機転

呼吸器外科医が治療を行う胸部外傷は，85％が鈍的外傷であり，その約3/4は交通外傷である．残り15％は刺創，銃創などの穿通性外傷である．高エネルギー外傷で胸部が受傷する機序には，直接の外力，内圧の急激な上昇，加速度による剪断力の3つに大別できる．

1 鈍的外傷

シートベルトでは，直接外力として鎖骨骨折，胸骨骨折，鎖骨下動静脈損傷，頸動脈損傷を合併しうる．ハンドル外傷では，上腹部臓器損傷のみならず，胸骨骨折，心挫傷，胸部大動脈損傷も合併する．内圧の急激な上昇では肋骨骨折を伴わない気胸，縦隔気腫も起こりうる．また，加速度による剪断力としては，大動脈損傷（とくに鎖骨下動脈起始部），気管・気管支損傷を認める．図1aに示した領域は胸部損傷のみならず，

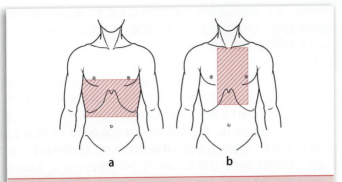

図1 胸腹部臓器損傷の合併領域(a)とSauer's danger zone(b)
a:図で示した領域では,横隔膜を介した腹部臓器合併損傷の可能性がある.
b:図で示した領域(上縁は鎖骨上窩,左縁は左鎖骨中線,右縁は右鎖骨近位1/3,下縁は心窩部)では,穿通性外傷の場合,心臓損傷の危険性が高い.

腹部損傷も合併する可能性が高い領域である.左の胸部外傷では,脾臓,左腎臓損傷を,右では肝臓損傷の有無を見落としてはならない.

2 鋭的外傷

刺創では刃先の移動により広い範囲の損傷を起こすことがある.また,銃創では射入部位と貫通する方向で臓器損傷を推定する.たとえば,Sauer's danger zone(図1b)といわれる部位では心臓や大血管損傷の可能性が高い.

B. 初期治療

1 アセスメント

a) 胸部X線像

Primary surveyとして胸部外傷の評価に必須の検査である.読影すべきポイントとして,①血胸の有無と程度,②肺挫傷やフレイルチェス

トの原因となる多発肋骨骨折，③陽圧呼吸を要する場合の気胸の存在，④縦隔血腫等による縦隔陰影の拡大の有無，⑤挿入されたチューブ，カテーテル類の位置確認などである．

b) FAST

FAST（focused assessment with sonography for trauma）とは，外傷患者の初期評価に行う超音波検査のことである．胸腹腔内の液体貯留の診断において，迅速性と簡便性からFASTは重要である．しかし，血胸の診断に対してFASTは，皮下気腫が存在する場合や著しい肥満で診断能力が低下する．心嚢液の貯留の評価ではFASTは必須の検査であり，迅速性，簡便性に加え，診断能においても最も優れている．FASTによる一定量の心嚢液貯留に対する正診率は90％といわれている．癌性胸膜炎などの慢性の心タンポナーデでは胸部X線で心陰影の拡大を認めることが多い．一方，急性の心タンポナーデでは60〜100 mL程度の少量の出血や凝血塊の貯留でもタンポナーデの症候が出現し，心陰影は必ずしも拡大しない．

c) 胸部CT

胸部X線像，FASTによりprimary surveyを行い，救命のための緊急処置を行ったあとに，胸腹部外傷の詳細な把握のためCTを撮影する．気胸・血胸，肺挫傷の有無，骨性胸郭（肋骨，胸骨，椎体）の骨折の有無，縦隔気腫，縦隔血腫の有無，横隔膜断裂に伴うヘルニアの有無，腹部臓器損傷の合併の有無などを確認する．

2 気道確保

a) 経口・経鼻気管内挿管

気道閉塞，低酸素血症，ショックなど，確実な気道確保の適応がある場合には気管内挿管を行う．原則，経口気管挿管を行う．自発呼吸があるなど時間的余裕があり，開口障害，頸部伸展禁忌などの症例では経鼻気管挿管も適応となる．挿管前の陽圧換気時に胃への送気による胃の膨満を予防したり，胃からの逆流による誤嚥を防止するためにはSellick手技（輪状軟骨を用手的に椎体に向けて圧迫し食道を閉鎖する手技）を行う．

挿管困難が予想される症例や，頸椎損傷が疑われ頸部伸展禁忌の症例では内視鏡的（経口・経鼻）気管挿管も考慮する．内視鏡的気管挿管で

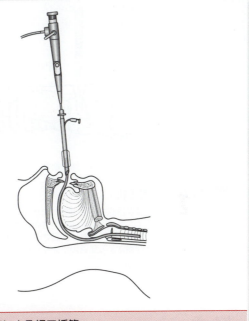

図2 気管支鏡による経口挿管

気管支鏡に内径 8.0 mm 程度の挿管チューブを通しておき，気管支鏡を声帯を越して気管内に先端を進めた状態で，気管支鏡をスタイレットに挿管チューブを進める．挿管チューブが声帯に掛かり抵抗がある場合は下顎を伸展させるなどする．

は，あらかじめ挿管チューブに気管支鏡を通したうえで，気管支鏡を気管内に進め，気管支鏡をガイドにして挿管チューブを進める（図2）．

b）外科的気道確保

気道確保の適応があるにもかかわらず，経口気管挿管ができない場合，外科的気道確保の適応となる．気管切開が可能であれば緊急気管切開を行うが，気管切開が間に合わない場合は，ミニトラックなどを用い輪状甲状靱帯穿刺を行う（図3）．

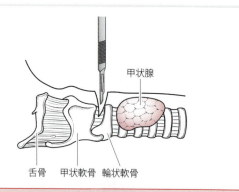

図3 輪状甲状靱帯穿刺

頸部を伸展させ甲状軟骨を確認すると尾側に輪状軟骨弓部を触知し，その間隙が輪状甲状靱帯である．呼吸により頭尾側方向に動くので，穿刺後ミニトラックなどを挿入する場合は呼吸運動に同調させ，穿刺した孔を見失わないようにする．留置後は穿刺による気道内出血が収まるまで数分は吸引を繰り返す．

C. ドレナージ

　気胸や血胸に対してはその程度に応じて持続的胸腔ドレナージを行う．

　チェストチューブによるドレナージでは，肋間動静脈を損傷しないように肋骨上縁で穿刺する．また，穿刺により肺を損傷しないことが重要であり，胸部X線像，胸部CT，超音波検査などで，安全に穿刺できる部位を確認して行う．確認する方法が胸部X線像しかなく，また血胸や胸水が大量で横隔膜の位置が不明の場合は，横隔膜挙上による肝臓や横隔膜損傷を避けるため第4肋間より下位の肋間からの穿刺は避けるべきである．

　肺損傷を危惧する場合は，皮切をチェストチューブの太さより大きめに開け骨性胸郭に至り，肋間筋を鈍的に分けて開胸してからチューブを胸腔内に進める．トロッカーの内筒の先端は鋭利であることから，外筒を進め先端が柔らかい状態で胸腔内に進め留置する．

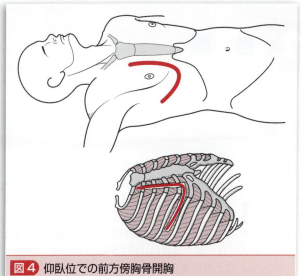

図4 仰臥位での前方傍胸骨開胸
肋軟骨は鋏で切断可能であるので初期治療室でも開胸可能である．

D. 胸部外傷時の開胸法

　開胸止血術を行う場合，側臥位が可能であれば側臥位で通常の開胸を行うが，高エネルギー外傷では，脊椎損傷や骨盤骨折を伴い側臥位が困難なケースが少なくない．そのような場合，仰臥位で開胸を行う．

　仰臥位で大開胸する場合，まず第4または5肋間で前方開胸を行い，次いで皮切を傍胸骨で第2肋骨まで切り上げ，Cooper剪刀で肋軟骨を第2肋軟骨まで切断する．これにより肺門を十分に用手的に遮断しうる大開胸が得られる（図4）．

2 各論

A. 血胸

　ショックの原因となる血胸を大量血胸として区別する．通常，肋骨骨折に伴う胸壁からの出血や，鋭利な骨折端による肺表面の損傷からの出血程度では大量血胸とはならないし，緊急手術の対象とはならないことがほとんどである．一方，肺断裂などの重度の肺損傷による肺動静脈からの出血や，胸部大動脈などの大血管損傷に伴う出血では，大量血胸となりうる．成人では一側の胸腔内には 2,000～3,000 mL の血液が貯留しうる．1,000 mL 以上の出血が急速に起こると循環血液量の減少によりショックとなる．また，大量の血液により肺は圧迫され呼吸不全も引き起こす．

　大量血胸による開胸止血術の適応を表1に示す．

B. 緊張性気胸

　緊張性気胸では，胸腔内は陽圧となり静脈還流が減少し循環不全となる．また，患側肺が虚脱する一方で健側肺も縦隔の偏位により圧迫され呼吸不全が生じる．最も緊急度の高い病態である．

表1　大量血胸による開胸止血術の適応

1：受傷早期の胸腔ドレナージ施行時の初期出血量が 1,000 mL 以上
2：胸腔ドレナージ開始1時間で 1,500 mL 以上の出血
3：血胸を引ききったあとも 200 mL/時以上の出血が持続
4：持続する輸血が必要

緊張性気胸を呈している際は，緊急にドレナージを行うが，チェストチューブなどの準備に時間がかかる場合には，テフロン針などで胸腔穿刺し，一時的に除圧を行う方法もある．緊張性気胸の状態では胸腔内が陽圧となっているため，穿刺により胸腔内より空気が噴き出す．胸腔穿刺後は可及的速やかに胸腔ドレナージを行う．

C. 肺挫傷

　肺挫傷は，局所的な肺胞内への出血であり，胸部CTでは，区域に従わない境界不明瞭な斑状・網状陰影となって表れる．程度にもよるが，そのほとんどは数日で消退することが多い．
　稀に，気道内出血が著しい場合があり，健側肺への血液の垂れ込み（対側吸引）に注意する．そのような場合，気管内挿管のうえ，ブロッカーなどによる分離肺換気が必要になる場合もある．

D. 気管・気管支損傷

　鈍的外傷による損傷の80％が気管分岐部より2cm以内に生ずるとされている．加速度による剪断力（減速作用機序）が原因と考えられ，縦隔で固定されている部位と可動性のある肺門部との境界部に発症しやすい．このため，右側では気管分岐部から主気管支の付け根にかけて好発し，左側では主気管支のやや遠位側に発症しやすい（図5）．主な症状は呼吸困難，血痰などである．縦隔気腫を伴うが，気管支損傷部で胸膜が断裂すれば，気胸を生ずる．胸腔ドレナージ後も大量の気漏が持続する場合は気管支断裂を疑う．胸部外傷時の縦隔気腫は，胸腔内圧の上昇に伴い，いわゆる特発性縦隔気腫と同様の機序によっても発症するため，気管・気管支損傷に特異的な所見とはいえない．確定診断は気管支鏡検査にて行う．
　気管・気管支損傷では損傷側肺の換気は不良となり呼吸不全となる．通常，ダブルルーメンの気管内チューブ（ブロンコキャス）を用いて分離肺換気を行う．クーデックブロッカーなどのブロッカーを用いてもよい．損傷部の位置と程度により使い分ける．

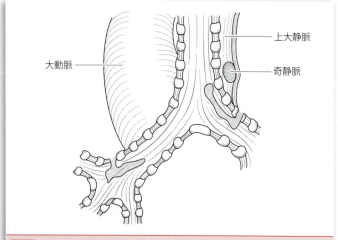

図5 気管気管支損傷
右は分岐部から主気管支にかけての部位に好発し，左は主気管支末梢側に好発する．縦隔により固定されている部位と自由運動できる部位の境界（肺門）に起こりやすい．

　手術は，正中切開または損傷側の開胸にて行い，損傷の程度により直接損傷部の縫合もしくは気管支形成を行う．気管膜様部の損傷のみで程度が軽い場合は保存的に経過をみられる場合もある．

E. 刺　創

　刺創では抜去により出血が増加する場合があるので手術時に抜去するのがよいとされている．刺創では，肺表面の損傷はわずかでも奥が深い場合があるので軽く考えてはいけない．深部で肺静脈の枝を損傷している場合があり，肺表面だけ縫合し再換気すると，肺静脈損傷部から空気が流入し，空気塞栓を引き起こし心筋梗塞，脳梗塞を発症する．このため刺創では，刺入方向にあわせてステープラーのブレードなどを挿入し創を開放したうえで脈管，気管支を修復する（図6）．

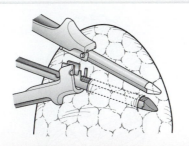

図6 穿通性肺損傷の処置
表面の損傷は小さくとも深部で肺静脈損傷を起こしている場合があり，開放して肺静脈損傷を修復しないと空気塞栓の原因となる．ステープラーを挿入して穿通創を開放し確実に血管損傷を修復する．

f. 肋骨骨折

1本あたり2ヵ所以上の肋骨骨折が上下連続して複数本におよぶ場合，フレイルチェストとなりうる（図7）．周囲の胸郭から連続性を失った部分をフレイルセグメントと呼び，自発呼吸下で，吸気時に陥没し呼気時に膨隆する奇異呼吸を呈する．この奇異性の呼吸運動は胸腔内圧により発生するので，陽圧呼吸下では消失する．

フレイルチェストによる呼吸不全は，複合的な要因により発症する．併発する肺挫傷などによる気道内の出血や分泌物が気道抵抗を増加させ，胸腔内圧を増加させ奇異運動を悪化させる．また，疼痛による1回換気量の減少が換気不全を増悪させる．

陽圧呼吸により内固定で，換気不全と低酸素血症の改善を図り，必要に応じて外科的な外固定を考慮する．

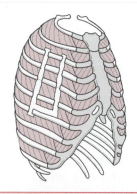

図7 フレイルチェスト
2列に肋骨骨折することによりフレイルセグメントが不安定なり呼吸性に動揺する．

G. 胸部大動脈損傷

　胸部大動脈損傷は約85％が現場で死亡する．加速度による剪断力（減速作用機序）が原因と考えられ，交通事故などの水平方向の減速作用機序の場合は鎖骨下動脈分岐部直下の下行大動脈に剪断外力が加わり，墜落などの垂直方向の減速作用機序の場合は大動脈起始部に損傷が生ずる．胸部X線像では縦隔血腫を伴い，胸部造影CTにて大動脈損傷を疑う．心臓血管外科医に治療は託されるべきである．

H. 縦隔血腫

　胸部大血管損傷以外にも，胸骨骨折，内胸動脈損傷，気管支食道動脈損傷などにより縦隔血腫を生じることがある．縦隔胸膜が破綻していなければ血腫による内圧上昇により止血が得られ，保存的に観察できる場合が多い．

表2 鈍的心損傷の分類

1：心室中隔破裂を伴った鈍的心損傷
2：自由壁穿孔を伴った鈍的心損傷
3：冠動脈血栓閉塞を伴った鈍的心損傷
4：心不全を伴った鈍的心損傷
5：心電図または血清酵素の軽度異常を伴った鈍的心損傷
6：複合不整脈を伴った鈍的心損傷

I. 鈍的心損傷

　鈍的心損傷は表2のように分類される．心破裂や心タンポナーデなど重度のものから，不整脈や心不全などを呈するもの，臨床症状を呈さないものまでさまざまである．12誘導心電図にて不整脈や脚ブロック，ST変化などを確認する．鈍的心損傷に対する，CPK-MBやトロポニンなどの有用性は示されていない．

J. 横隔膜損傷

　横隔膜損傷では左が65〜80％を占めるとされている．横隔膜損傷では高率に腹腔内臓器損傷を合併する．右側では肝損傷を合併しやすい．受傷直後には横隔膜損傷が明らかでなく，数時間〜数日後に明らかとなる場合もある．胸腔内消化管ガス像などを認めれば診断は容易であるが，画像的に診断が難しい場合も多い．
　左横隔膜損傷修復の手術は，腹腔内臓器損傷の確認のため通常開腹で行う．右横隔膜損傷の修復では開胸，開腹いずれでも行われる．

第 X 章
肺移植

Ⅹ 肺移植

A. 肺移植の歴史

1 黎明期

　肺移植の臨床第1例目は，1963年に米国ミシシッピー大学のHardyらにより，同じく米国のStarzlらによる肝臓移植と同じ年に実施されたものであり，南アフリカのBarnardらによる世界初の心臓移植よりも4年先行していた．治療抵抗性の重篤な肺炎により呼吸不全となった58歳の男性に左片肺移植を実施したもので，術後18日目に腎不全で死亡したが，移植肺は期待通りに機能して拒絶反応の兆候もなかったと報告された[1]．肺移植については，神経支配を失って反射機構を喪失した移植肺が正常に機能するのかどうかが初期には大きな問題とされていたが，動物実験やこの第1例目の経験によりその懸念は解消され，肺移植にとって大きな一歩になったものといえる．

　その後，1978年までの15年間に世界で38例の肺移植実施例が報告されたが，1968年にDermonらが実施した右片肺移植の10ヵ月生存が最長という惨憺たる成績であった．その死因やグラフト機能廃絶の原因としては，10例が術後早期の呼吸不全，11例が感染症，15例が拒絶反応，9例が気管支吻合部合併症であった．術後早期の呼吸不全は現在でいうところの虚血再灌流障害を主因とする移植肺機能不全に該当するものと推測される．この結果から，感染症，拒絶反応，気管支吻合部合併症が解決すべき大きな問題点として浮かび上がってきたが，有効な打開策が見いだせないまま，その後新しい免疫抑制薬が登場するまで一時期肺移植は実施されなくなった．

2 Ciclosporinの登場

　1978年以降にCalneらによって腎臓，膵臓，肝臓移植へのciclosporinの臨床応用成功例が報告されたが[2,3]，これに続いて1982年にReitzらによってciclosporinによる免疫抑制療法を導入した3例の心肺同時移植の実施例が報告された．このうち1例は4日目に死亡したものの，他の2例は1例が急性拒絶反応を乗り切り，もう1例は拒絶反応を認めず，それぞれ10ヵ月と8ヵ月良好な状態で生存しているというものであ

る[4]．肺移植への ciclosporin の導入はトロント大学の Cooper らによってなされ，気管支吻合部合併症予防のための有茎大網弁による気管支吻合部被覆法の導入と相まって長期生存例を得ることが可能となった[5]．さらに 1988 年には両側肺移植手技が Patterson らによって報告されたが，当時気管支は左右の気管支ではなく，気管で吻合されていた．気管での吻合では吻合部の血流不足による合併症の発生頻度が高かったため，必ず有茎大網による被覆を併施していたが[6]，その後の経験から，吻合は左右の気管支とし，さらに有茎大網弁による吻合部被覆は原則実施しない，というように手技が変遷した．

B. 世界の現状

1 実施件数

1981 年に国際心肺移植学会（International Society for Heart and Lung Transplantation：ISHLT）が設立され，この学会による ciclosporin 導入以後の肺移植の国際登録がスタートした．以来，ISHLT 機関誌（Journal of Heart and Lung Transplantation）に毎年年次報告として掲載しているが，2013 年の年次報告では 2012 年 6 月まで世界各地の 177 の実施施設からの 43,428 件の成人肺移植と 43 施設からの 1,875 件の小児肺移植の実施登録例について詳細な分析がなされている[7]．年間の成人肺移植実施数は，毎年増加しており，2011 年は登録開始以来最多の 3,640 件が登録されたと報告されている．同学会のホームページで提供されている最新のデータでは，その後さらに登録数が増加したことがわかる（図 1）．術式別実施数からは，1990 年代半ば以降の実施数の増加は両側肺移植の実施数増加によるものであることがわかる．

2 移植成績

ISHLT の年次報告によれば，成人例全例の移植後 50％生存期間（生存率が 50％まで低下する期間）は 5.6 年である．ただし，移植後 1 年を生存した例に限れば 50％生存期間は 7.9 年となることから，移植後早期の成績の改善が全体の成績改善のために重要であることがわかる．生存

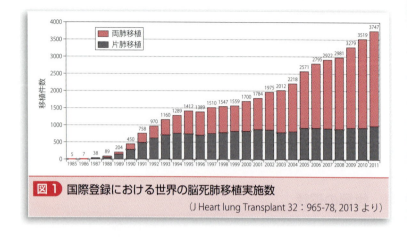

図1 国際登録における世界の脳死肺移植実施数
(J Heart lung Transplant 32：965-78, 2013 より)

率でみると，1年生存79％，5年生存53％，10年生存31％という数字にここ数年あまり大きな変化はみられない．ちなみに，小児の肺移植に関するデータは集積されているが，この登録システムは脳死肺移植に限られており，生体肺葉移植に関する国際的なレジストリーは存在せず，症例数や移植後の成績に関する世界的なデータはない．

3 適応疾患

肺移植の適応となった疾患としては，慢性閉塞性肺疾患（COPD）が最も多く全体の30％以上を占め，続いて特発性肺線維症を含む間質性肺疾患，嚢胞性線維症が肺移植適応疾患として頻度の高いものとなっている．わが国で頻度の高い肺動脈性肺高血圧症（pulmonary arterial hypertension：PAH）や肺リンパ脈管筋腫症（lymphangioleiomyomatosis：LAM）は，それぞれ3％と1％と頻度は低い（表1）．

4 移植後の死因

早期の死亡原因としては，移植後1ヵ月以内では移植肺機能不全，感染症，その後1年以内では感染症の頻度が高い．急性拒絶反応による死亡は全死亡の3.4％（1ヵ月以内），1.8％（1年以内）と頻度としては低

表1 肺移植の適応となった疾患と症例数

疾患分類	ISHLT 国際登録症例[a]	日本の症例[b]
慢性閉塞性肺疾患（COPD）	33.5	7.6
特発性肺線維症を含む間質性肺疾患	23.7	12.7
嚢胞性線維症（CF）	16.6	0.5
肺動脈性肺高血圧症（PAH）	3.1	14.2
気管支拡張症（BE）	2.7	7.1
閉塞性細気管支炎（BO）	1.1	7.6
肺リンパ脈管筋腫症（LAM）	1.0	31.5
その他	18.3	18.8

a：1995～2012年の37,581例，b：2013年までの脳死肺移植197例（数字は％）

い．肺移植後1年以内の死亡リスクに影響を及ぼす因子としては，再移植がリスク大，レシピエントの疾患（結合組織疾患のリスク大），移植前の状態（透析，入院，人工呼吸のリスク大），移植実施施設の症例数（年間30例以下のリスク大），レシピエントの年齢（55歳以上のリスク大）などとされている．

慢性期の死亡原因としては，移植後1年以上を経過すると，いわゆるbronchiolitis obliterans syndrome（BOS）の頻度が20％を越えるようになる．移植後5年以内に肺移植患者の49％がBOSを発症し，10年では76％に達すると報告されていて，今後解決すべき重要な問題とされている．

C. 国内の現状

1 実施体制の整備

わが国では，1997年10月の臓器移植法の施行を受けて，東北大学，京都大学，大阪大学，岡山大学が肺移植実施施設として1998年4月に認定され，日本臓器移植ネットワークへのレシピエント候補者の登録が

表2 肺肺移植レシピエントの一般的適応指針（肺・心肺移植関連学会協議会）

1) 治療に反応しない慢性進行性肺疾患で，肺移植以外に救命の有効な手段がない．
2) 移植を行わなければ残存余命が限定されると判断される．
3) 年齢が心肺移植の場合45歳未満，両肺移植の場合55歳未満，片肺移植の場合には60歳未満である．
4) 本人が精神的に安定しており，移植医療の必要性を認識し，これに対し積極的態度を示すとともに，家族および患者をとりまく環境に十分な協力体制が期待できる．
5) レシピエントが移植手術後の定期検査と，それに基づく免疫抑制療法の必要性を理解でき，心理学的・身体的に十分耐えられる．

表3 肺肺移植レシピエントの適応となりうる疾患（肺・心肺移植関連学会協議会）

1) 肺動脈性肺高血圧症	10) 塵肺
2) 特発性間質性肺炎	11) 肺好酸球性肉芽腫症
3) 慢性肺気腫	12) びまん性汎細気管支炎
4) 気管支拡張症	13) 慢性血栓塞栓性肺高血圧症
5) 肺サルコイドーシス	14) 多発性肺動静脈瘻
6) 肺リンパ脈管筋腫症	15) α_1アンチトリプシン欠損型肺気腫
7) Eisenmenger症候群	16) 囊胞性線維症
8) その他の間質性肺炎	17) その他，肺・心肺移植関連学会協議会で承認する進行性肺疾患
9) 閉塞性細気管支炎	

同年8月に開始された．肺移植レシピエントとして日本臓器移植ネットワークに登録されるためには，肺・心肺移植関連学会協議会の定める「一般的適応指針」（表2）を満たし，「適応となりうる疾患」（表3）であると診断され，かつ「除外条件」（表4）に合致しないことが確認され，中央肺移植適応検討委員会において審査・承認を受けることが条件

表4 肺移植レシピエントの除外基準（肺・心肺移植関連学会協議会）

1）肺外に活動性の感染巣が存在する
2）他の重要臓器に進行した不可逆性障害が存在する 悪性腫瘍，骨髄疾患，冠動脈疾患，高度胸郭変形症，筋・神経疾患，肝疾患（T-bil ＞ 2.5 mg/dL），腎疾患（Cr ＞ 1.5 mg/dL，Ccr ＜ 50 mL/min）
3）極めて悪化した栄養状態
4）最近まで喫煙していた症例
5）極端な肥満
6）リハビリテーションが行えない，またはその能力が期待できない症例
7）精神社会生活上に重要な障害の存在
8）アルコールを含む薬物依存症の存在
9）本人および家族の理解と協力が得られない
10）有効な治療法のない各種出血性疾患および凝固能異常
11）胸膜に広範な癒着や瘢痕の存在
12）ヒト免疫不全ウイルス（HIV）抗体陽性

となる．登録開始以来，登録者数は徐々に増加して年間50〜60人の登録者数に至って数年を経過していたが，2010年7月の改正臓器移植法の施行によって脳死肺移植実施数が急増すると登録希望者数も倍増し，2013年には年間120人を超えた．

2 生体肺移植の先行

一方，脳死下での臓器提供は改正臓器移植法の施行までは年間平均7件程度ときわめて少なく，肺移植を希望して臓器移植ネットワークに登録をしても肺移植実施まで相当長期間の待機を強いられる現実があった．このため，当初，わが国では脳死肺移植よりも生体肺移植の実施が先行するということになった．わが国の肺移植実施第1例目も1998年10月に岡山大学で気管支拡張症の患者に実施された生体肺移植であった．わが国初の脳死肺移植は，それから約1年半後となる2000年3月

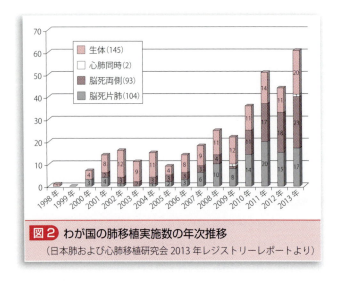

図2 わが国の肺移植実施数の年次推移
（日本肺および心肺移植研究会 2013 年レジストリーレポートより）

に東北大学と大阪大学で，それぞれ肺リンパ脈管筋腫症（LAM）に右片肺移植，特発性肺線維症に左片肺移植を実施したものである[8,9]．

3 脳死肺移植の推移

1998 年の生体肺移植と 2000 年の脳死肺移植によって日本の肺移植医療がスタートしたが，脳死下での乏しい臓器提供件数のために，実施数が多くて年間十数件という状況が続き，2010 年 7 月の改正臓器移植法の施行までの約 10 年間の脳死肺移植は 66 件（年平均 6.6 件）ときわめて限定されたものであった．この数は，スタート以来約 12 年間で 95 件（年平均 7.9 件）であった生体肺移植の実施数を下回るもので，命のリレーという臓器移植の理念にはそぐわない，世界でも珍しい状況になっていた．しかし，2010 年 7 月の臓器移植法の改正はこの状況を有効に改善し，その後 2013 年 12 月までの 3 年 5 ヵ月の間に実施された脳死肺移植数は 119 件（年平均 38.3 件）と大きく増加して，この間の生体肺移植実施数（年平均 14.6 件）を大きく上回ることになった（図 2）．これは，いうまでもなく，脳死下での臓器提供が改正臓器移植法の施行によって年間約 7 件から 40 件ほどに増加したことによるものであるが，

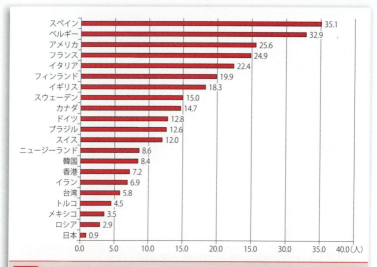

図3 人口100万人あたりの年間脳死下臓器提供数
(International Registry in Organ Donation and Transplantation 2012年の集計データ：www.irodat.org より)

それでも，国際臓器提供・臓器移植レジストリーによれば欧米に比して20分の1以下という，いまだにきわめて限られた数となっている（図3）．

4 年次推移と成績

わが国の肺移植については，日本肺および心肺移植研究会のホームページで年次報告として公開されている[10]とともに，日本移植学会の機関誌にも毎年報告されている．わが国では，脳死肺移植ばかりでなく，生体肺移植についても登録がなされており，それによると，2013年末までの累計は脳死肺移植197件，生体肺移植145件である．肺移植はここ数年，脳死肺移植が年間30～40件前後，生体肺移植が年間十数件実施されているため，さまざまなデータは日々変わっていくが，移植後の予後についてはここしばらく大きな変動はなく，2014年のレポート（2013年末までに実施された脳死肺移植197件，生体肺移植145件）

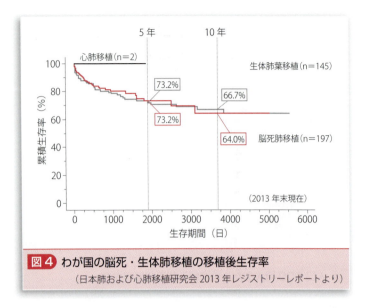

図4 わが国の脳死・生体肺移植の移植後生存率
（日本肺および心肺移植研究会2013年レジストリーレポートより）

によれば，脳死肺移植，生体肺移植ともに5年生存率70％台，10年生存率60％台というよい成績をあげている（図4）．前項に記した国際登録による年次報告では，5年生存率が約50％，10年生存率が約30％であり，それに比較してわが国の成績は優れたものということができる．ちなみに，わが国の肺移植実施施設の年間肺移植実施数は30件に満たないものであり，ISHLTの年次報告によれば，すべてが1年以内の死亡リスクが有意に高い施設ということになるのであるが，これまでのところはむしろ国際登録の成績を上回る結果となっている．心肺移植については，これまで大阪大学での実施例2例のみであるが，2013年末現在両者とも健在である．

5 術式の選択

肺移植の術式には脳死肺移植と生体肺移植があり，脳死肺移植はさらに両側肺移植と右または左片肺移植に，生体肺移植は両側生体肺葉移植と片側生体肺葉移植に分けられる．このような術式は，脳死肺移植にお

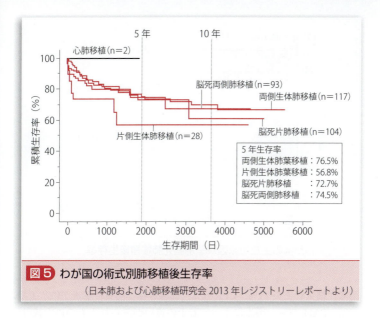

図5 わが国の術式別肺移植後生存率
（日本肺および心肺移植研究会 2013年レジストリーレポートより）

いてはレシピエントの疾患と年齢，肺の状態によって決められ，生体肺移植においてはレシピエントとドナーの体格のマッチングなどを考慮して決めることになる．このような術式別の予後をみると，片側生体肺葉移植の成績がやや劣るが，そのほかの3術式はほぼ同じ成績をあげている（図5）．

6 適応疾患

肺移植の適応とされる疾患は，肺・心肺移植関連学会協議会によって定められた14疾患であるが（表3），2014年2月末までに国内で実施された脳死肺移植206例の中で10例以上の実施実績のある6疾患，気管支拡張症（BE）14例，閉塞性細気管支炎（BO）15例，慢性肺気腫（CPE）15例，肺線維症と間質性肺炎（IPs）43例，LAM 61例，PAH 30例について疾患別生存率をみると，気管支拡張症はまだ5年経過した例がなく3年生存では77%であり，他の疾患については5年生存で

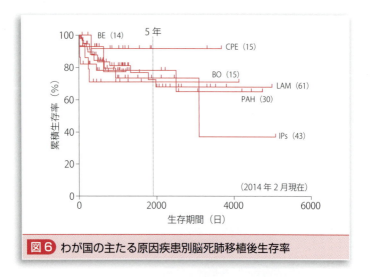

図6 わが国の主たる原因疾患別脳死肺移植後生存率

閉塞性細気管支炎71%，CPE 92%，肺線維症と間質性肺炎73%，LAM 72%，PAH 78%と疾患によって若干の違いがみられるものの，統計学的に有意な差はみられていない（図6）．疾患別の予後については，肺以外の全身の病態や，片肺移植における非移植側疾患肺に起因する合併症など，さまざまな移植肺以外の因子による影響も念頭に置かなくてはならず，単純には解釈できない難しさもある．

7 移植後の社会復帰

2013年末までの実施症例を解析した2014年の日本肺および心肺移植研究会レジストリーレポートによると，肺移植後の社会復帰状況については，脳死肺移植後の約70%，生体肺移植後の約80%が何らかの形で社会復帰を果たしていることがわかる（図7）．なお，この結果は調査時点での状況であり，自宅療養や入院中のものの中には移植から間もないケースが含まれていることを考えると，実際にはより多くの社会復帰が達成されると考えてよいと思われる．

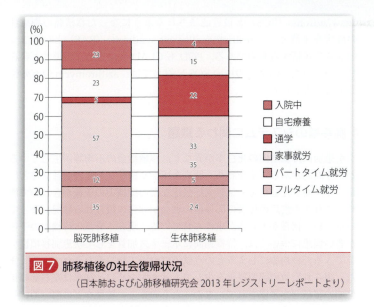

図7 肺移植後の社会復帰状況

（日本肺および心肺移植研究会 2013 年レジストリーレポートより）

D. 今後の課題と展望

肺移植の課題としては，移植医療に直接かかわることと，移植システムにかかわることの2点あげられる．

1 肺移植医療に関わること

移植後急性期のグラフトの機能不全（primary graft dysfunction：PGD）と移植後慢性期の慢性移植肺機能不全（chronic lung allograft dysfunction：CLAD）と呼ばれる病態の解明と予防法，治療法の開発が肺移植後の予後に直結する問題としてあげられる．PGDは体外保存，虚血再灌流障害などを背景とし，体外循環使用や移植後肺循環不可のかかる肺高血圧症などがリスクファクターとなると考えられており[11]，急性肺障害と肺水腫が臨床的な病態となる．CLADは最近提唱されている概念であり，慢性拒絶反応の関与が示唆されるbronchiolitis obliterans syndrome (BOS) と最近認識されるようになった移植肺の拘束性の障害を主徴とする restrictive allograft syndrome (RAS) という2つの病態を包括するものである. PGD も CLAD も決定的な治療法が存在しない. ただ, CLAD の中の BOS に対しては, azithromycin の有効性が最近報告されている[12].

2 肺移植のシステムに関わる課題

　疾患別に待機期間の死亡率が異なり, 移植機会の不均等が生じているという問題がある. すなわち, 肺高血圧症や肺リンパ脈管筋腫症などに比べて, 間質性肺疾患や気管支拡張症などの待機中の予後がきわめて悪く, これらの疾患の患者の肺移植の機会が非常に限られる状況になっているため, 何らかの対応が求められている. 現在, 有意に待機中の予後が悪い疾患については, 待機期間にボーナス加算をして疾患別移植機会をできるだけ均等にしようという試みについて議論がなされている. また, 限られた数の臓器提供を少しでも活かすために, 従来は左右肺の単位での移植しか考慮されていなかったものを, 一葉肺などの部分的にしか使えないような肺についても小児などの体格な小さなレシピエントに配分できるような仕組みが提案され, 平成26年より導入された.

■文　献

1) Hardy JD et al：Lung Homotransplantation in Man, Report of the Initial Case. JAMA **186**：1065-74, 1963
2) Calne RY et al：Cyclosporin A in patients receiving renal allografts from cadaver donors. Lancet **312**：1323-7, 1978
3) Calne RY et al：Cyclosporin A initially as the only immunosuppressant in 34 recipients of cadaveric organs：32 kidneys, 2 pancreases, and 2 livers. Lancet **314**：1033-6, 1979
4) Reitz BA et al：Heart-lung transplantation：successful therapy for patients with pulmonary vascular disease. N Engl J Med **306**：557-64, 1982
5) Cooper JD et al：Technique of successful lung transplantation in humans. J Thorac Cardiovasc Surg **93**：173-81, 1987
6) Patterson GA et al：Technique of successful clinical double-lung transplantation. Ann Thorac Surg **45**：626-33, 1988

7) Yusen RD et al：The Registry of the International Society for Heart and Lung Transplantation：Thirtieth Adult Lung and Heart-Lung Transplant Report-2013；focus theme：age. J Heart Lung Transplant **32**：965-78, 2013
8) 三好新一郎：本邦初の脳死肺移植．今日の移植 **13**：412-7, 2000
9) 松村輔二ほか：本邦初の脳死肺移植．今日の移植 **13**：418-25, 2000
10) 日本肺および心肺移植研究会ホームページ：http://www2.idac.tohoku.ac.jp/dep/surg/shinpai/pg185.html
11) Diamond JM et al：Clinical risk factors for primary graft dysfunction after lung transplantation. Am J Respir Crit Care Med **187**：527-34, 2013
12) Robin V et al：Anti-inflammatory and immunomodulatory properties of Azythromycin involved in treatment and prevention of chronic lung allograft rejection. Transplantation **94**：101-109, 2012

索引

欧文

A
ACCP ガイドライン　25, 26
AchR 抗体　151
Actinomyces israelii　205
acute IPA　192
acute respiratory distress syndrome（ARDS）　119
adenocarcinoma in situ（AIS）　129, 131, 139
Advanced Trauma Life Support（ATLS）　242
air-trapping　223
ALK 融合遺伝子　137
allergic bronchopulmonary aspergillosis（ABPA）　194
α_1-アンチトリプシン欠損症　159
α-feto protein　147, 150
American College of Chest Physician（ACCP）　25
American College of Surgeons, Committee on Trauma（ACS COT）　242
aspergilloma　190
Aspergillus　190
atropine　13
auto-fluorescence bronchoscopy（AFB）　15

B
Bacille de Calmette et Guérin（BCG）　201
β-hCG　147, 150
Birt, Hogg, Dubé（BHD）症候群　159, 167, 177
Boerhaave 症候群　166
bronchial artery embolization（BAE）　14
bronchiolitis obliterans syndrome（BOS）　259, 268
bronchoalveolar lavage（BAL）　17

C
catamenial pneumothorax　167, 174
chronic lung allograft dysfunction（CLAD）　267
chronic necrotizing pulmonary aspergillosis（CNPA）　192
chronic obstructive pulmonary disease（COPD）　8, 57 158
clam shell 切開　70
coarse crackle　10
combined pulmonary fibrosis and emphyseka（CPFE）　158
complete VATS　73
congenital bronchial atresia（CBA）　229
congenital cystic adenomatoid malformation（CCAM）　159, 163, 226
congenital pulmonary airway malformation（CPAM）　226, 229
congenital tracheal stenosis（CTS）　235
Cushing 症候群　147

D
DLco　28
dynamic hyper-inflation　32

E
EGFR 遺伝子変異　129, 137
Ehlers-Danlos 症候群血管型　167
endobronchial Watanabe spigot（EWS）　49, 186
endobronchial ultrasonography（EBUS）　17

270

endobronchial ultrasound guided transbronchial needle aspiration（EBUS-TBNA） 17, 128
Ewing 肉腫 153
extracorporeal membrane oxygenation（ECMO） 51, 64
extrapleural pneumonectomy（EPP） 143

F
Fallot 四徴症 221
FEV_1（FEV_1％, ％FEV_1） 28
fine crackles 10
Fletcher・Hugh-Jones 分類 5, 6
focused assessment with sonography for trauma（FAST） 244
Fungus ball 190

G
Gaffky 号数 197
GnRH アナログ 174
ground glass opacity（GGO） 131

H
Hamman's sign 10
hemi-clam shell 切開 70
hereditary hemorrhagic telangiectasia（HHT） 214
high frequency jet ventilation（HFJV） 62
high frequency ventilation（HFV） 51
home oxygen therapy（HOT） 160
Horner 症候群 8, 147
hybrid VATS 73
hypoxic pulmonary vasoconstriction 64

I
I ステント 46, 48

IL-IIR 147
implantation 19
informed consent 4
interferon-gamma release assay（IGRA） 198
International Society for Heart and Lung Transplantation（ISHLT） 257
invasive pulmonary aspergillosis（IPA） 192

J, K
Japan Prehospital Trauma Evaluation and Care（JPTEC） 242
K-ras 遺伝子変異 129

L
LAM 細胞 176
Langhans 型細胞 196
lidocaine 中毒 14, 15
low attenuation area（LAA） 158
LRP4 抗体 151
lung volume reduction surgery（LVRS） 160
LVR 効果 28, 29
lymphangioleiomyomatosis（LAM） 159, 167, 258

M
Marfan 症候群 167
Medical Research Council（MRC） 5
minimally invasive adenocarcinoma（MIA） 129
modified MRC scale 5
Musk 抗体 151
Mycobacterium 属非結核性抗酸菌群 203
Mycobacterium avium complex（MAC） 203

Mycobacterium tuberculosis 195
Mycobacterium Tuberculosis Direct（MTD）法 197

N, O

narrow band imaging（NBI） 15
niveau 186
non-invasive positive pressure ventilation（NPPV） 115, 160
OK432 171

P

Pancoast 腫瘍 8
patient controlled epidural analgesia（PCEA） 115
PCR 法 20
percutaneous cardio-pulmonary support（PCPS） 63
PGA シート 162, 169
photodynamic therapy（PDT） 45
pleural empyema 183
pleural friction rub 10
pleurectomy/decortication（P/D） 143
pneumatocele 158
positive end-expiratory pressure（PEEP） 120
positron emission tomography（PET） 127
predicted postoperated（ppo） 26
preventable trauma death 242
primary graft dysfunction（PGD） 267
primary spontaneous pneumothorax（PSP） 166
problem oriented system（POS） 4
prophylactic cranial irradiation（PCI） 140
pulmonary arterial hypertension（PAH） 259
pulmonary LAM 175
pulmonary sequestration 231
pure GGO 139
pyothorax 183

R

Rendu-Osler-Weber 病 214
restrictive allograft syndrome（RAS） 268
rhonchus 10

S

Sauer's danger zone 243
secondary spontaneous pneumothorax（SSP） 166
shuttle walking test（SWT） 27
single station N2 132, 135
6 minutes walking test（6MWT） 27
sleeve lobectomy 97
SpO_2 13
squawk 10
stair climbing test（SCT） 27
stridor 10
Swyer-James 症候群 159, 161, 223

T, U

The Berlin Definition 119
thoracic endometriosis syndrome（TES） 174
TNM 分類（悪性中皮腫） 144
TNM 分類（肺癌） 130
transbronchial aspiration cytology（TBAC） 17
transbronchial biopsy（TBB） 17
transbronchial lung biopsy（TBLB） 17
transmanubrium アプローチ 71, 72

tuberous sclerosis complex（TSC） 176
UICC（国際対がん連合） 130

V, W
$V_E$max 31
vesicular sound 10
video-assisted thoracic surgery （VATS） 73, 188
VO_2max 31
wheeze 10

Y, Z
Y ステント 46, 48
Ziehl-Neelsen 染色 197

和　文

あ
悪性胸膜中皮腫 141
悪性中皮腫 143
握雪感 9
アスピレーションキット 40, 42
アスベスト（石綿） 127, 141
アスペルギルス 190
アスペルギローマ 190
アレルギー性気管支肺アスペルギルス症 194

い
息切れ 5
　──スケール 5
医原性気胸 166
石綿健康被害救済法 142
石綿曝露 3
イスラエル放線菌 205
一側肺動脈欠損症 221
遺伝子診断ガイドライン 137
遺伝性出血性毛細血管拡張症 214
いびき（鼾）音 10

異物除去 50
医療面接 2, 4
インフォームド・コンセント 4

う
右左シャント 216
運動負荷試験 31

え
鋭的外傷 242
疫学 126, 142
腋窩切開 68
腋窩前方切開 68
エストロゲン受容体抗体 174

お
横隔膜弛緩症 231
横隔膜損傷 253
横隔膜麻痺 231
横紋筋肉腫 153
オープンドア切開 70
音声振盪 9

か
開胸止血術 247, 248
開胸法 66
外傷性気胸 166
改正臓器移植法 262
咳嗽 5
開窓術 44
階段昇降試験 27
開放ドレナージ 40, 44
郭清範囲 91
喀痰 6
　──細胞診 20
　──調整薬 159
　──塗抹検査 197
過誤腫 124
喀血 7
ガフキー号数 197, 201

間質性肺炎　58, 118
管状肺葉切除　97
乾性咳嗽　5
癌性気胸　167
関節リウマチ　167
　――の肺結節　172
完全鏡視下胸腔鏡手術　73
感染症法　201
感染性アスペルギルス症　190
感染性肺嚢胞　208
がん統計予測　126

き

奇異呼吸　154
既往歴　3
気管・気管支損傷　249
気管形成術　94
気管支アスペルギローマ　191
気管支拡張症　58
気管支拡張薬　13
気管支鏡下手術　45
気管支鏡検査　12
　――の合併症　14
気管支腔内超音波断層法　17
気管支形成術　97
気管支充填材　186
気管支性肺嚢胞　160
気管支喘息　58
気管支断端瘻　116
気管支超音波ガイド下経気管支針生検　17
気管支動脈塞栓術　14
気管支肺前腸奇形　226
気管支肺胞洗浄　12, 17
気管支ブラシ　16
気管支閉塞症　159
気管挿管　244
気管軟骨輪　235
気管分岐部形成術　96
気胸　14, 166
　――ガイドライン　41
奇形腫　150
気腫合併肺線維症　158
気腫性肺疾患　158
気腫性嚢胞　160
喫煙歴　3
気道異物　48
気道出血　14
気道穿孔　47
気道分泌液　6
機能評価　22
キメラ遺伝子　154
救急カート　12
急性咳嗽　5
急性呼吸窮迫症候群　119
急性侵襲性肺アスペルギルス症　192
急性膿胸　184, 186
吸入型気管支拡張薬　159
キュレット鉗子　16
胸郭成形術　200
胸腔鏡補助下手術（VATS）　73, 188
胸腔造影　170
胸腔チューブ　111
　――管理　114
胸腔ドレーン（ドレナージ）　40, 112, 168
胸腔内子宮内膜症　174
胸腔内到達法　41
凝固異常　54
胸骨正中切開　69
胸腺過形成　147
胸腺カルチノイド　150
胸腺癌　146, 147
胸腺腫　146, 147
狭帯域光画像　15
胸痛　7
胸部異常陰影　7
胸部外傷　242
胸部大動脈損傷　252

胸壁合併切除　109
胸膜アスペルギローマ　192
胸膜切除/肺剝皮術　143
胸膜肺全摘術　143
胸膜摩擦音　10
胸膜癒着術　171
局所麻酔下胸腔鏡検査　18
虚血性心疾患　53
巨大肺囊胞　160, 161
巨大ブラ　165
虚脱療法　200
気漏　113
金属ステント　48
緊張性気胸　248

く
区域切除　86
空気塞栓　19, 127

け
経気管支鏡的気管支閉鎖術　172
経気管支吸引細胞診　17
経気管支擦過細胞診　16
経気管支洗浄細胞診　17
経気管支肺生検　17
経皮的動脈血酸素飽和度　12
経皮肺針生検　19
経皮部分体外循環　63
外科的気道確保　245
結核菌　195
　──特異的全血インターフェロン γ遊離測定法　198
結核性気管支狭窄　200
結核性膿胸　184, 187, 200
血管形成術　99
血胸　248
月経随伴性気胸　167, 174
結節硬化症　176
血痰　6
限局性巨大気腫性肺囊胞　160

原発性自然気胸　166

こ
抗 AchR 抗体　147
抗 HMB45 抗体　176
抗悪性腫瘍溶連菌製剤　171
降下性壊死性縦隔炎　210
硬化性血管腫　124
抗凝固薬　13, 54
高血圧症　54
抗結核薬　199
甲状腺機能亢進症　147
抗真菌薬　192
硬性気管支鏡　46
光線力学的治療　45
拘束性肺疾患　58
後側方切開　66
高頻度換気　51
高頻度ジェット換気　62
呼気終末陽圧呼吸　120
呼吸器リハビリテーション　160
呼吸困難　5, 6
呼吸性変動　43
国際心肺移植学会　257
国際対がん連合　130
骨セメント　155
骨軟骨腫　153
骨肉腫　153
ゴナドトロピン放出ホルモンアナログ　174

さ
細菌学的検査　20
再伸展性肺水腫　43
最大分時換気　31
在宅酸素療法　160
左房合併切除　104, 107
左右シャント　218
酸化セルロースシート　169
酸素飽和度　13

し

自家蛍光気管支鏡　15
子宮内膜症　174
自己心膜パッチ　104
自己調節硬膜外鎮痛法　115
自然気胸　166, 167
刺創　250
持続胸腔ドレナージ　187, 246
湿性咳嗽　5
シミター症候群　221
シャトルウォーキングテスト　27
縦隔炎　210
縦隔鏡検査　19
縦隔血腫　252
縦隔腫瘍　146
縦隔膿瘍　210
周術期心臓合併症　53
重症筋無力症　147, 151
修正 MRC 呼吸困難スケール　5, 6
修正ボルグスケール　27
絨毛癌　150
手術適応　132
手術リスク　23
術後化学療法　138
術後合併症　114
術後管理　111
術後胸腔ドレナージ　111
術後胸腔内出血　116
術後経過観察　149
術後肺炎　118
術後放射線照射　149
術後無気肺　117
術後予測値　26
術前管理　52
術野挿管　64
受動喫煙　3
小細胞癌　139
上大静脈症候群　147
上大静脈・腕頭静脈切除置換　105
上皮内腺癌　129

静脈血栓塞栓症　54
静脈脱血静脈送血　97
シリコンステント　46
真菌球　190
神経原性腫瘍　146, 153
心係数－肺血管駆動圧　34
神経内分泌腫瘍　128
神経内分泌マーカー　129
侵襲性アスペルギルス症　192
浸潤性腺癌　129
浸潤性粘液腺癌　129
心臓合併症　52
心タンポナーデ　244
深部結紮器　79
心膜・横隔膜合併切除　108
心膜パッチ再建　101

す

水泡音　10
ステロイド　13
ステントローダー　47
スネア　46, 48

せ

精上皮腫　150
生体肺移植　261
赤芽球癆　147
遷延性咳嗽　5
洗浄細胞診　80
全身型重症筋無力症　151
前浸潤性病変　128
穿通性肺損傷　251
先天性横隔膜ヘルニア　231
先天性気管狭窄症　235
先天性気管支閉鎖症　229
先天性嚢胞状腺腫様形成異常　159
先天性嚢胞性疾患　226
先天性肺気道奇形　226, 229
前方切開　68
前方傍胸骨開胸　247

そ
臓器移植法　259
続発性自然気胸　166

た
大血管転移症　221
胎児性癌　150
大動脈縮窄症　221
大動脈弁下狭窄　221
大量血胸　248
多形癌　129
タコシール　81
多発肺癌　138
断続性ラ音　10
ダンベル型腫瘍　156

ち, つ
チェストチューブ　246
中隔欠損症　221
聴診三角切開　67
ツベルクリン反応　201

て
低吸収領域　158
低酸素性肺血管収縮　64
笛（声）音　10
デスモイド腫瘍　155
テレスコープ型吻合法　95

と
導入療法　133
糖尿病　55
動脈管開存　221
特発性間質性肺炎　58
特発性食道破裂　166
特発性心筋症　53
虎の門方式　76
トラヘルパー　48, 118
ドレナージカテーテル　112
ドレナージキット　43
トロッカーカテーテル　112
トロンビン注入　14
鈍的外傷　242
鈍的心損傷　253

な
内視鏡的気管挿管　244
軟骨腫　153
軟骨肉腫　153, 155
軟性気管支鏡　46
肉腫様癌　129

に, ね
ニボー　186
日本臓器移植ネットワーク　259
日本肺癌学会肺癌診療ガイドライン　132
乳頭腫　124
乳び胸　121
ニューマトセル　158
認知症　60
捻髪音　10

の
膿胸　183
脳死肺移植　262
嚢胞性肺疾患　158
ノットプッシャー　79

は
肺悪性腫瘍　126
肺アスペルギルス症　190
肺イヌ糸状虫症　206
肺移植　256
　——の術式　264
　——の成績　257
　——の適応疾患　259, 265
　——レシピエント　260
肺エキノコックス症　206

肺炎　58
肺肝境界　9
肺気腫　159
　　——合併肺線維症　57
肺寄生虫症　206
肺機能評価　22
肺吸虫症　206
肺結核　195
肺血管駆動圧（ΔP）　32
肺血栓塞栓症　120
肺血流量　32
胚細胞性腫瘍　146
肺挫傷　249
肺静脈形成　104
肺切除術後膿胸　189
肺血栓塞栓症　7
肺底（区）動脈下行大動脈起始症　218
肺動静脈瘻　214
肺動脈形成　101
肺動脈遮断　102
肺動脈性肺高血圧症　258
肺動脈閉塞試験　34
肺動脈弁狭窄症　221
肺囊胞症　162
肺分画症　231
肺胞呼吸音　10
肺放線菌症　205
肺包虫症　206
肺門部早期扁平上皮癌　45
肺葉性肺気腫　158
肺葉切除　83
肺葉内肺分画症　232
肺容量減量術　160
肺良性腫瘍　124
肺リンパ脈管筋腫症　159, 175, 258
バスケットカテーテル　50
ばち指　8
パラシュート法　99
バルーニング　50

反回神経麻痺　147

ひ
皮下気腫　113
非結核性抗酸菌　172, 203
　　——治療薬　204
非結核性膿胸　184
微小浸潤性腺癌　129
非侵襲性アスペルギルス症　190
非侵襲的陽圧換気　115, 160
非精上皮腫　150
びまん性進行性気腫性肺囊胞　160
姫路方式　76, 77

ふ
副雑音　10
不整脈　53
防ぎうる外傷死　242
ブラ　158
　　——切除　161
プラーク　142
フレイルセグメント　251
フレイルチェスト　251
ブレブ　158
プロゲステロン受容体抗体　174
プロリンメッシュ　155

へ
平滑筋様細胞　176
米国胸部疾患学会　25
閉鎖ドレナージ　40
閉塞性細気管支炎　223
閉塞性肺疾患　127

ほ
補助換気　115
ポリグリコール酸シート　162
ホルモン療法　174, 177
本態性肺上葉線維症　167

ま

マーレックスメッシュ 155
麻酔管理 62
慢性壊死性肺アスペルギルス症 192
慢性咳嗽 5
慢性膿胸 184
慢性閉塞性肺疾患（COPD） 8, 57, 158, 259

む，め

無気肺 58
無瘻性膿胸 184, 187
メチルキサンチン薬 160

も

網状赤血球 147
問題志向型システム 4

ゆ，よ

有瘻性膿胸 184
癒着剝離 74
予防的全脳照射 139

ら

ラ音 10
卵黄嚢腫瘍 150

り

リドカイン中毒 14, 15
輪状甲状靱帯穿刺 245
リンパ節郭清 91
リンパ脈管筋腫症 167

れ

レーザー 46, 48
レジン板 155
連続性ラ音 10

ろ

肋間開胸 66
肋骨骨折 251
肋骨床開胸 66
6分間歩行試験 27

ポケット呼吸器外科ハンドブック

2015年3月31日　発行	編著者　近藤　丘 発行者　小立鉦彦 発行所　株式会社　南江堂 〒113-8410　東京都文京区本郷三丁目42番6号 ☎(出版)03-3811-7236　(営業)03-3811-7239 ホームページ　http://www.nankodo.co.jp/ 印刷・製本　永和印刷 装丁　アートライン

Pocket Handbook of Chest Surgery
© Nankodo Co., Ltd., 2015

定価はカバーに表示してあります．
落丁・乱丁の場合はお取り替えいたします．

Printed and Bound in Japan
ISBN978-4-524-26168-0

本書の無断複写を禁じます．

JCOPY 〈(社)出版者著作権管理機構　委託出版物〉

本書の無断複写は，著作権法上での例外を除き禁じられています．複写される場合は，そのつど事前に，(社)出版者著作権管理機構(電話 03-3513-6969, FAX 03-3513-6979, e-mail: info@jcopy.or.jp)の許諾を得てください．

本書をスキャン，デジタルデータ化するなどの複製を無許諾で行う行為は，著作権法上での限られた例外(「私的使用のための複製」など)を除き禁じられています．大学，病院，企業などにおいて，内部的に業務上使用する目的で上記の行為を行うことは私的使用には該当せず違法です．また私的使用のためであっても，代行業者等の第三者に依頼して上記の行為を行うことは違法です．